血管が老けないのはどっち？

清血管‧防中風
生活習慣2選1

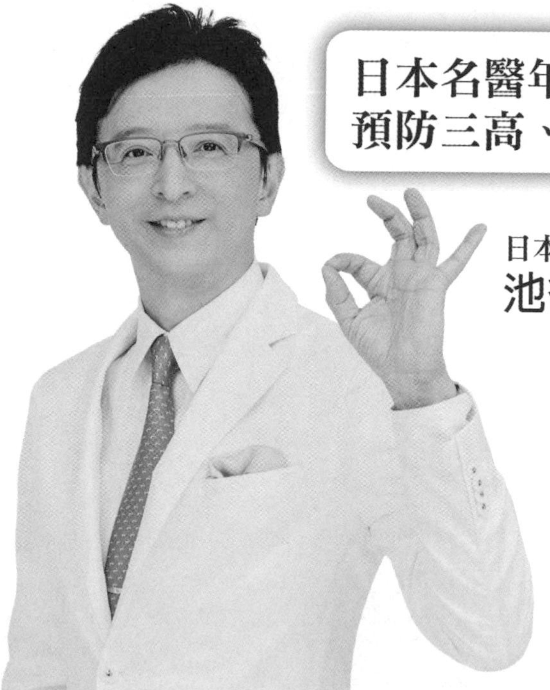

日本名醫年輕15歲的健康祕訣！
預防三高、中風、失智症！

日本血管名醫
池谷敏郎◎著　王薇婷◎譯

目次

第2章 打造出強韌血管的飲食習慣！

目次

第3章 讓血管不會堵塞的運動！

第4章 擁有健康血管者的日常習慣！

目次

第5章 造成血管負擔的工作環境或人際關係！

第6章 說不定是血管阻塞？哪種情況比較危險？

推薦序

從張大千談清血管與防中風

臺大醫學院內科名譽教授
張天鈞

二〇一七年七月底，上故宮網站登記參觀張大千故居，回來後，我將拍下來的摩耶精舍貼上我們班的網站後，沒想到有同學立即回應道：「民國七十年，我在摩耶精舍的後花園，和張大師合照。當日張大師除了請吃蒙古烤肉外，並送給我一幅畫。」我著實嚇了一跳，就問他：「您收藏的大千先生的作品若交給蘇富比拍賣，賺翻了。但83歲時大千先生已視力不好，以潑墨為主。您的是細工，應是更早期之作。至於請吃蒙古烤肉，是因他在榮總被您照顧嗎？蒙古烤肉架是張學良送的。」他回答道：「回天鈞教授：當年北榮內科部有三位部CR（總住院醫師，筆者註），每位每四個月輪流負責不同工作；其中一位在這四個月，除了日常工作外，還要幫忙各科主任照顧VIP。當年的VIP有張大師、何應欽、張羣及其他等人。張大師在每年六至七月，CR結束後，會請醫療團隊到摩耶精舍BBQ，並贈與照顧醫師各一幅畫。我恭逢其會，也獲得至寶。天鈞教授眼光犀利，一眼就看出張大師不同時期的畫風。83歲時，他的視力模糊，幾乎已經看不見。此畫可能是早已完成，補提名字時間。」

由於我想對張大千先生深入了解，因此又訂了一本出版於一九九九年，辛一夫先生寫的傳記來讀，才知張大師是四川人，喜好美食，於年屆80歲時預立遺囑。事實上張大千大畫家出生於一八九九年五月十日，逝世於一九八三年四月二日，享壽85歲，也就是說，他其實是很長壽的。

當然長壽的原因有很多，但本書強調清血管與防中風是其中很重要的項目之一。不過本書之精彩在於用二選一的方式，來讓我們選擇正確的答案，以測試觀念的正確與否。例如輕度肥胖的人血管比較健康，哭泣比憤怒好，愛賴床的人比立刻起床的人血管強韌等。此外作者也提出積極的建言，要如何做才不會血管阻塞。又如天旋地轉跟頭重腳輕的頭暈，哪種情況比較危險？

我覺得此書大部分簡明易懂，也可以讓我們了解正確而實用的觀念，是一本有趣的好書，遺憾的是由於我不是日本人，少部分由於生活習慣而不盡相同，不過已經很有收穫了。

畢卡索曾說：「我不恐懼死亡。死亡有一種美，我怕的是久病不能工作，那是時間的浪費。」我想照顧好血管，保持暢通，是達到這個目標的第一步。

作者序

你想不想健康長壽？

池谷醫院院長‧醫學博士
池谷敏郎

進入正題前，先請教各位一個問題。

你想不想健康長壽？

可能會有些人會想說：「我沒事活那麼久幹嘛？」

那我換個問題。

你是想以年輕硬朗的身體，度過充實的一生？還是過那種未老先衰、渾身病痛的生活呢？

應該沒人會想過「未老先衰渾身病痛」的生活吧？

本書將以問答的形式讓讀者知道如何讓身體更年輕、更健康。從答案裡重新檢視自己的生活習慣，矯正錯誤認知，這樣才能讓往後的人生過得更加精采。

要讓身體更加年輕健康的關鍵就在血管年齡。

因為血管是負責將含有氧氣、養分的血液運送到全身細胞，扮演協助新陳代謝，也就是細胞再生的重要角色。

那我再問大家一個問題。

你知道自己身體裡的血管有多長嗎？

據說成人體內血管的總長度是10萬km。

最常用的換算方式，就是血管長度足以環繞地球兩圈半。而血液就是藉由心臟的跳動，在這麼長的管線中不斷流動著。

日本JR鐵道總長約2萬km，充其量不過是血管的5分之1。但早上最忙碌的通勤時間，只要車子一多就容易塞車誤點，有時候甚至會發生事故。各位可以想想**血管比鐵路長好幾倍，如果出現阻塞、斷裂，頻率一定也跟著提高**。

血管出意外並不代表就會引發心血管疾病，但位於血液較難送到位置的細胞，會因此受到傷害，**心臟、大腦這些重要器官的血管若出現阻塞或斷裂，嚴重時還有可能致命**。

現代醫學日新月異，大多數的心血管疾病患者都能保住一條小命，但也會留下嚴重後遺症，行動變得相當不便。

剛提到的「細胞傷害」，就會嚴重影響到外表的老化，也**會讓各種疾病在不知不覺中逐漸惡化**。**因此，我們絕對不能坐視不管**。

我彷彿聽到有人說「醫生您不要這樣隨便嚇人啦」。

但其實只要試著改變一兩個生活習慣，就能預防血管老化、修復受傷部分。

因此，我將介紹已獲醫學證實的最新研究成果，讓大家知道「血管不阻塞、不斷裂」的方法。

坊間流傳許多道聽塗說的健康法。有些人為了自己的身體健康，也不想因為自己的病連累家人，就會**誤信這些健康法**。

更何況有些方法執行起來非常麻煩，卻感受不到任何實際成效，根本就只是在浪費時間而已。所以，我希望大家能藉此機會學習正確的健康常識。

恕我再冒昧請教大家一個問題。

你覺得自己的血管年齡比實際年齡年輕嗎？

本書的內容大致如下：

第1章，首先以「二選一」的問答方式，來探討日常生活中不經意的小習慣。每題答案最後都會有個分數，加總起來就能知道你的血管狀況。

第2章到第5章，則要傳授血管所需的飲食、運動及生活習慣。

第6章介紹的是發現、預防血管意外＝發作前兆的問答題。

題目一翻面都會看到解答。大家可以邊看邊檢視自己的生活習慣，並將重要資訊深深烙印在腦海中。

接下來我們開始進入本書的主題！

第

1

章

首先是與身體有關的「二選一」問答題！藉此了解自己血管的危險程度！

※ 每道題目解說完畢後，都會列出血管危險性的分數。全部加總後，就能與 44 頁的檢查表相互對照，了解自己到底血管有多危險。

〔與身體相關〕

Q1 有點圓潤的豐滿體型和過瘦紙片人，誰的血管比較健康？

很多人拚了命減肥，都是抱著「減肥對身體好，瘦一點看起來比較年輕！」的想法。不只是男性，近來有許多女性也藉由重訓來鍛鍊肌肉。

雖然大家都明白，瘦不一定是要瘦成皮包骨。**但就實際情況來看，很少人能確實掌握自己最適合的健康體態。**

因此，我想請大家先了解自己的「ＢＭＩ」。ＢＭＩ的計算方式是體重（kg）除以身高（m）的平方。

二〇〇九年，日本厚生勞働省（同台灣衛生福利部）將能夠顯示肥胖程度的ＢＭＩ值，分為「ＢＭＩ小於18．5＝體重過輕」、「ＢＭＩ18．5～25．0＝一般體型」、「ＢＭＩ25．0～30．0＝輕度肥胖」、「ＢＭＩ大於30．0＝肥胖體型」，藉此來調查40歲後男女的平均壽命。簡單來說，就是根據肥胖程度不同，調查40歲以上男女能活多久的研究。

下頁的圖表就是調查結果。ＢＭＩ數值是男女共通的，因此結果也是男女適用。

40 歲以上體型的長壽排行榜

※BMI 的計算方式為體重 kg÷（身高 m X 身高 m）

第 1 名 **輕度肥胖**
（BMI 25.0 ～ 30.0）

換句話說，
就是最長壽！

第 2 名 **一般體型**
（BMI 18.5 ～ 25.0）

第 3 名 **肥胖體型**
（BMI 大於 30.0）

第 4 名 **體重過輕**
（BMI 小於 18.5）

很遺憾的，
活得久的人不多……

是的！大家沒看錯！最長壽的是「輕度肥胖」的人，這就是Q1的答案。

結果也顯示，**微胖女性的平均壽命還比體重過輕的女性多7歲**。

有專家分析這是因為**體重過輕的人免疫力較差，死亡風險因此提升**。免疫力是「對付疾病的抵抗力」。再說人的壽命跟血管是否年輕有著極大關係。血液的成分是免疫力來源的白血球，因此，最重要的就是維持血管與血液的健康狀態。不過，這並不表示只要胖胖的，就什麼事都沒有。**體內的中性脂肪或是會分泌有害物質造成血壓、血糖上升的內臟脂肪過量，也是很危險的**。

因此，就將目標設定在打造出擁有健康肌肉並能燃燒脂肪的身體吧！

重點解答 A

想讓血管變年輕，不是瘦就好！

◎體重過輕危險性／15分　◎肥胖體型危險性／10分

〔與身體相關〕

Q2

一天喝3～4杯咖啡或不喝，哪邊對血管較健康？

「咖啡有益健康」跟「咖啡傷身」這兩派的主張經常掀起激烈論戰。不過，近年已經逐漸形成共識，而這就是Q2的答案，**適量的咖啡能保護血管**。咖啡所含的咖啡因能維持血管彈性。咖啡才有的單寧酸，**能改善會對血管造成傷害的血糖值，也能有效抑制發炎狀況**。

除此之外，日本國立癌症研究中心的「多目的世代研究」，也進行了相關研究。將幾乎不喝咖啡者的死亡風險訂為1，藉此與有喝咖啡習慣的人來做比較。結果顯示：**一天喝1～2杯的人，其死亡風險為0．85，喝3～4杯的為0．76**。從這樣的結果看來，咖啡喝越多，死亡風險越低。

若就個別死因來看，一天喝3～4杯咖啡的人**罹患心臟、腦血管、呼吸系統疾病**的死亡風險，只有無喝咖啡習慣者的一半。

可是，一天喝超過4杯的死亡風險又會回升到0．85。雖然仍舊低於完全不喝的人。不過，從這些數據看來，**一天3～4杯才是最剛剛好的**。順帶一提，就罹癌風險來看，喝咖啡跟不喝咖啡的人，在數值上並沒有顯著差距。

重點解答 A

保護心臟或大腦血管，喝咖啡是正確的，但一日不要超過5杯！

◎一天喝3～4杯咖啡的危險性／−5分

與身體相關

Q3

動不動就生氣或流眼淚，誰的血管比較健康？

大家可能會認為憤怒與悲傷的情緒對心臟、大腦跟血管有害。只不過這裡想強調的重點是如何發洩負面情緒。先告訴大家結論，**那就是拼命壓抑憤怒、悲傷等情緒，隨之而來的壓力會造成血管嚴重傷害。**

一急就容易發脾氣的急性子完美主義者，在醫學上被定義為「A型性格」。而溫和悠哉的和平主義者則被稱為「B型性格」。命名的美國研究者就曾提出忠告，過多的壓力會造成A型人的自律神經（在無意識的情況下，協助人體內臟、血管運作與體溫調節的神經）裡的交感神經（緊張狀態下較為活躍）大為活躍，造成血壓上升，罹患心肌梗塞與腦中風等疾病的機率也隨之增加。

不過，在亞洲屬於溫和悠哉的和平主義者「B型性格」的人，才是罹患心臟病的高風險群。

具備A型性格的人，只要生氣、不爽就會立刻發洩出來。因此，不想破壞彼此之間的感情，就算火大也選擇隱忍的B型性格所承受的壓力遠超過A型性格。

自律神經是由交感神經與副交感神經組成

交感神經	**副交感神經**
讓全身**緊張**	讓全身**放鬆**
●增加心跳數	●減低心跳數
●造成血管收縮	●造成血管擴張
●高血壓上升	●降低血壓
●讓大腦覺醒	●讓大腦休眠
●讓瞳孔擴大	●讓瞳孔縮小
●抑制腸胃蠕動	●促進腸胃蠕動
◎一直處於優勢，**會降低免疫力。**	◎一直處於優勢，**能提高免疫力。**

自律神經是在人毫無自覺的情況下，控制內臟活動、血液流動、睡眠循環等，維持生命活動不可或缺的神經，由處於緊張興奮活動狀態的交感神經與處於休息放鬆狀態的副交感神經所組成的。兩者的運作若維持一定的平衡，血管自然就會健康。

不過，如果真想發洩情緒的話，哭泣會比憤怒更能抒發壓力。這是因為流眼淚時會分泌一種具有強烈鎮定效果，名為「內啡肽」的腦內荷爾蒙。內啡肽類似麻醉用的嗎啡，能緩解我們痛苦悲傷的情緒。

流眼淚也能讓我們的自律神經從交感神經切換成使副交感神經處於優勢的放鬆狀態。副交感神經不僅能穩定情緒，也不會讓血壓起伏過大。

因此，Q3的正確答案是「動不動就哭的人」。

重點解答 A

發洩怒氣能預防血管傷害。但流眼淚的效果更好！

◎壓抑憤怒、悲傷情緒危險性／10分　◎生氣／0分　◎哭／-5分

〔與身體相關〕

Q4

能立刻起床的人和總愛賴床的人，誰的血管較強韌？

大家可能都有聽說過，鬧鐘響就能立刻起床是健康人士最典型的行動模式。像這樣不會賴床的人，每天的作息時間都很固定，控制睡眠循環的自律神經（請參考第26頁的圖表）也能正常運作。

不過，這樣的習慣在年輕時不會有什麼太大的問題。但過了40歲之後，血壓、血糖值、中性脂肪數值偏高的人，就請盡量不要一早醒來就立刻跑去運動。

早上這段時間，自律神經必須從副交感神經的睡眠狀態切換為交感神經佔優勢的清醒狀態。為了讓我們在白天能正常活動，血壓會跟著上升，心跳數也會增加，以便能快速將血液送往全身，但這也會造成血管極大負擔。

若出現動脈硬化，血壓一升高就會傷到血管，進而形成血栓，造成血管阻塞、破裂。

醫生之間都把早上6～8點稱為「惡魔時間」。為了載送因心臟、腦血管疾病突然失去意識的病人，這段時間的救護車出動率是最高的。

因此，建議大家剛起床不要立刻起身，而是在棉被裡動動手指腳趾，做些簡單的體操，等身體完全清醒之後再離開被窩。

另外，溫度也會影響到自律神經，因此房間跟棉被裡的溫差太大也是非常危險的。冬天可以使用暖器的定時功能，配合起床的時間，縮小棉被內外的溫差，離開被窩時也能更安心。半夜爬起來上廁所時，可以披件毛衣等衣物，對於溫差等外在刺激要特別留意。

〔重點解答〕A

一睜開眼睛立刻離開被窩，易引發血管意外。動動手腳再起床！

◎立刻起床的危險性／10分

與身體相關

Q5 頭痛立刻服用成藥和不吃成藥，誰的狀況較危險？

很多患者遇到劇烈頭痛時，就會擔心自己是不是罹患腦出血或蜘蛛膜下腔出血而緊急就醫。腦血管疾病引發的頭痛，其最大特色就是會感受到「前所未有的頭痛」。不過，就算是因偏頭痛或肩膀痠痛所引起的緊張型頭痛，也可以趁此機會改掉「反正就頭痛，吃點藥就好了」的習慣。

出現偏頭痛症狀時，血管的痙攣和擴張會造成血管周邊發炎。而緊張型頭痛的原因之一，就是因緊張狀態所造成的血流不順。因此，正如「偏頭痛要冷敷、緊張型頭痛要熱敷」這句話所示，症狀不同，治療方式也截然不同。因此，頭痛時一定要對症下藥。

知名的頭痛治療專家、東京女子醫科大學的清水俊彥醫師也提出警告：「若忽略因血管周邊發炎所造成的偏頭痛，**會導致腦血管的輕微損傷，讓血管變得脆弱，因而導致腦梗塞、腦中風。**」即便是緊張型頭痛，也會造成血管的負擔。因此，想要維持血管健康的話，**一定要抱著謹慎態度，出現頭痛症狀就要立刻就醫檢查。**

清水醫師也建議若真想服用市售頭痛藥的話，請選擇只含有一種主要成分的「單一成分」藥物，這樣才能確實掌握有效成分。日後就診時，醫生也才能根據成分來研判頭痛的類型。

如果吃了2～3次成藥都沒用，一痛就吃反而越吃越痛的話，就請立刻就醫。

重點解答 A

成藥並非百分之百安全有效！
頭痛類型多，外行人自行判斷是很危險的！

◎常吃市售頭痛藥的危險性／10分

〔與身體相關〕

Q6

上班時間固定的公司和責任制公司，哪邊比較不會傷害血管？

Q4有提到早上是最容易發生血管意外的時間帶（請參考第28～30頁）。這樣可能會讓大家覺得早上不用匆忙出門，連續加班累得要死時，能睡飽再上班的責任制公司，會對身體好一點吧？不過，答案卻是「錯」的。

責任制只是一個統稱，各家公司的工時分配都有所不同。每天上班時間固定的話還無所謂，但如果只規定工作時數，卻沒規定上班時間幾點的話。**會想說「今天8點，明天10點來……」，每天改變上班時間，反而會對健康造成影響**。

雖然起床時間會比就寢時間重要一點，但兩者的時間還是要固定，才能維持生理時鐘的正常運作。而生理時鐘又跟自律神經息息相關，甚至還能影響自律神經的運作。讓人睡得更沉，藉此大幅改善睡眠品質。

但若睡眠不足、睡眠品質不好的話，就會使能控制食慾的「瘦蛋白」荷爾蒙分泌減少，而刺激腸胃、促進食慾的荷爾蒙「類生長激素」就會增加。

而這已經獲得史丹佛大學、芝加哥大學等多數研究機關的實驗證明。芝加哥大學的研究更指出體內的類生長激素一增加，就會提高人們想吃薯條等高油脂、高熱量食品的慾望。

吃了那麼多油膩的高熱量食品，會胖是很正常的。體內的內臟脂肪增加，就會分泌出導致中性脂肪值、血壓、血糖值上升的有害物質，進而對血管造成傷害。

重點解答 A

就算早上起不來，也要養成在固定時間起床的習慣！

◎每天起床時間不固定的危險性／10分

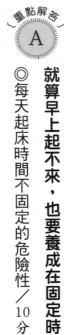

與身體相關

Q7

家中照明，明亮還是昏暗，對血管較好？

「家中光線昏暗，會讓人心情鬱卒，對身體也不好。」

雖然坊間有流傳這樣的說法，但也不能因此斷言。

出這道題的原因，其實是跟我們的睡眠品質有關。

想進入睡眠狀態，就必須要有睡意。而睡意是來自腦內荷爾蒙的分泌。

睡眠與光線的關係

帶來睡意的荷爾蒙「褪黑素」分泌過程

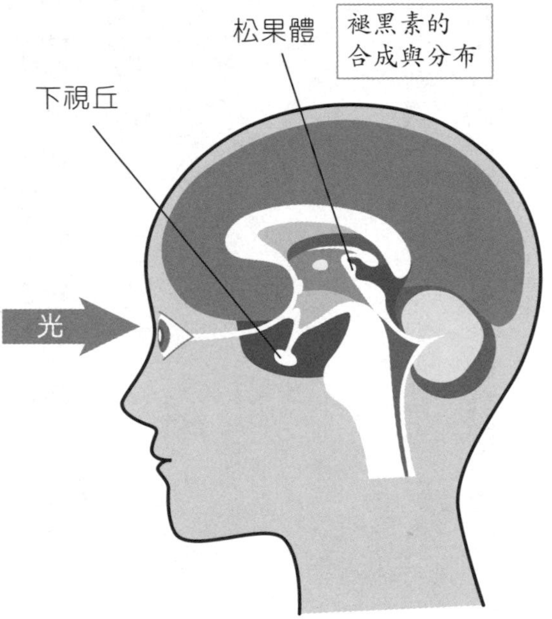

早上起床時，來自外界的太陽光會進入眼球深處的視網膜，再轉變為神經信號，經視神經傳遞到大腦下視丘。

如此一來，原本一天超過24小時的生理時鐘，就會調整為24小時，並將這神經信號傳送到大腦裡的松果體，暫停睡眠荷爾蒙「褪黑素」的分泌。與此同時，自律神經就會察覺到「現在是身體該活動的時間」，將狀態切換為交感神經開始活躍的模式（請參考第26頁圖表），我們自然就會睜開眼睛。

而在經過陽光照射14～16小時後，我們的大腦就會開始分泌褪黑素，促進副交感神經的活躍，讓人開始產生睡意。

換句話說，晚上的睡覺時間其實是取決於白天曬太陽的時間。如果白天陽光不足，**晚上回到家還是開著明亮的大燈，盯著電腦、電視、遊戲機散發出的強光，就會影響到褪黑素的分泌**。

因此，想睡個好覺的話，最重要的就是睡前要將光線調暗，讓自己的身心靈獲得放鬆。雖然也可以採取白天跟夜晚使用不同燈光來調節的方法，不過白天要上班上課的話，家裡根本就沒什麼人。**因此，推薦大家以夜晚的光線為優先，以黃光取代白光燈泡，並使用間接照明。**

副交感神經處於優勢時的睡眠時間，正是血壓降低，血管也在休息的時間。想擁有健康的血管，睡眠品質一定要好。睡眠品質不好，就容易發胖（請參考第35頁）。而熟睡時身體也會開始分泌成長荷爾蒙，加速受傷細胞的新陳代謝。

重點解答 A

房間明亮並不代表未來就會一片光明！

◎晚上家裡的燈光跟白天一樣亮的危險性／10分

與身體相關

Q8 為了攝取膳食纖維，只吃葉菜類或搭配其他蔬果，誰的血管較健康？

膳食纖維是被定位為醣類、脂肪、蛋白質、維生素、礦物質以外的第六大營養素。大量膳食纖維的攝取，也開始被視為基本常識。但大家知道嗎？**錯誤的攝取方式卻會讓你的苦心瞬間化為烏有。**

膳食纖維分兩種。一種是不溶於水，無法被腸胃消化，但就跟洗碗用的海綿一樣，吸收水分、多餘的糖分及脂肪後膨脹，最後再跟著糞便一起排出體外的「**非水溶性纖維**」。

另外一種膳食纖維也是胃部無法消化，因此會直接抵達腸道。遇水溶解後呈現凝膠狀，在大腸裡肩負起軟化糞便作用的「**水溶性膳食纖維**」。

這兩種膳食纖維的功能不同，所以一定要同時攝取。一般來說，被認為富含膳食纖維的食物裡，都會有這兩種膳食纖維。只不過非水溶性的含量都會高於水溶性膳食纖維。

攝取大量非水溶性纖維的食物，的確會增加糞便量，但糞便也會跟著變大變硬，讓便祕情況更加惡化。因此，為了常保不為便祕所困擾的乾淨腸道，記得要提醒自己**多多攝取水溶性膳食纖維**。

「保持腸道乾淨是很重要沒錯啦，但這跟血管又有什麼關係？」

或許會有人內心浮現這樣的疑問。這是因為腸子是負責消化並從食物中吸收養分，提供體內細胞能量來源的器官。這些養分會溶入血中，經由血管輸送到全身。若運送的是品質好的血液，全身細胞的新陳代謝就能暢行無阻。

品質不好的話，就有可能引發造成細胞老化的疾病，同時也會傷害到血管。

決定血液品質好壞的關鍵就是「腸道菌叢」。若是壞菌過於活躍的話，就會分泌出傷害血管的物質，因此必須讓好菌佔上風。解決便祕問題是非常重要的關鍵。腸內好菌最喜歡的就是水溶性膳食纖維，吃了之後會產生能刺激飽食中樞、避免暴飲暴食、抑制肥胖、維持血管健康的「短鏈脂肪酸」。

前面有提到富含非水溶性膳食纖維的食物遠多於水溶性纖維的食物種類，而葉菜類也是含有較多非水溶性膳食纖維的食物。因此，有時也可以用牛蒡、酪梨、秋葵、蔴薏（長蒴黃麻），蘋果、草莓、檸檬等水果，或是昆布、裙帶菜、海帶根等吃起來黏黏的海藻取代葉菜類。

重點解答 A

雖然葉菜類也不錯，但也要記得攝取水果跟口感黏稠的海藻喔！

◎蔬菜只吃高麗菜、萵苣等葉菜類的危險性／5分

血管檢測表：

檢查你的血管有多危險！

將 Q1 ～ Q8 的分數通通加起來。

Q1 分＋ Q2 分＋ Q3 分＋ Q4 分＋

Q5 分＋ Q6 分＋ Q7 分＋ Q8 分

＝

合計 分！

60 ～ 70 分

每天都在替血管找麻煩。健檢數字若不符合標準的部分，請找專業醫生諮詢。

40 ～ 55 分

需要重新檢視自己的生活習慣。說不定不好的習慣正在傷害你的血管，記得要定期接受檢查。

20 ～ 35 分

沒超過 40 歲的話，應該不會有太大問題。但超過 40 歲的話，分數要再低一點會比較好。

－ 10 ～ 15 分

你的血管沒什麼大問題。請繼續保持下去！

第

2

章

打造強韌血管的飲食習慣！

※ 腸內環境、適當的油脂攝取，都可以讓血管健康變年輕。
選對油，健康吃，養成對血管有益的生活習慣！

飲食習慣養成

Q1

為了血管好，飯要趁熱吃？還是吃冷飯？

大家對熱騰騰剛上桌的飯菜，應該都有美味、讓身體從內暖到外，對消化也不錯的印象吧？這觀念是沒有太大錯誤，但也有研究認為**吃冷飯對身體比較健康**。

熱飯跟冷飯的最大差別就在於冷飯裡才看得到的「**抗性澱粉**」。

碳水化合物的主要成分「澱粉」會結合在生米裡。雖然炊煮時的高溫會破壞澱粉的結合狀態，但冷卻就會再次結合成抗性澱粉。

「抗性」也有「難以消化」的意思。消化過後的澱粉會進入小腸，再被分解成葡萄糖。這些葡萄糖會被送至血液，成為提供人體活動的能量來源——血糖。

血糖過多會增加血液黏度，造成血管的負擔。另外，血糖一增加就會分泌出胰島素，讓血糖轉為脂肪堆積在體內。胰島素會造成內臟脂肪增加，讓血壓升高，並分泌出妨礙血糖代謝的有害物質。

想讓血管更健康，就必須留意澱粉來源的白飯攝取量，避免過量。冷飯不易消化，因此也能避免血糖快速增加。

對腸子而言，抗性澱粉的功能近似膳食纖維，而且特性也跟膳食纖維一樣，無法被胃跟小腸吸收消化，就直接到達大腸。抗性澱粉在大腸裡經過分解後，就會轉為好菌所需的「丁酸」、「丙酸」等成分。

冷飯不易增加血糖

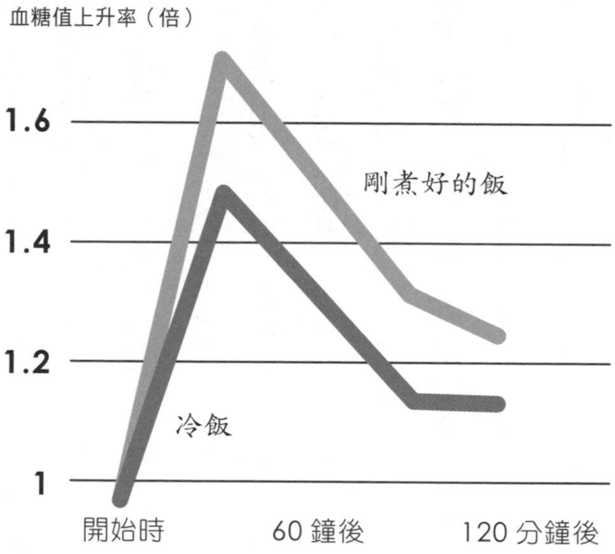

請 4 位 22 ～ 43 歲的男女食用 150g「剛煮好的飯」及放進冰箱冷藏一晚的「冷飯」，並測量用餐前後的血糖值。會發現吃冷飯時的血糖值上升率較低。

※ 資料來源：日經 HEALTH 編輯部　日經 HEALTH 2006 年 12 月號

丁酸能成為腸內細胞的能量來源，促進細胞的新陳代謝，讓腸子變得更年輕。而大腸吸收後被運送到肝臟的丙酸，則經實驗證實能幫助燃脂。

如第42～43頁所述，腸內環境顧得好，血管就能變年輕。經過解說後，我想各位就能了解吃冷飯的好處了吧！

其實也不一定非得放在冰箱冰得硬梆梆，秋冬時只要放在室溫下即可。加進自己喜歡的食材，再用富含膳食纖維的海苔包成飯糰，也是不錯的選擇喔。

重點解答 A

擔心血糖值的人，也不用戒白飯！捏成飯糰美味又健康。

〔飲食習慣養成〕

Q2

白飯跟炒飯，如何吃能維持血管健康？

看完Q1的解說後，可能會有讀者擔心自己「每天只能吃飯糰」吧？為了這些人，我再提供大家一個跟主食食用方式有關的情報。

炒飯顧名思義就是用油炒飯，讓大家誤以為炒飯的熱量很高，吃了容易發胖。不過，其實**炒飯抑制血糖值上升的效果比白飯好**。

血糖值上升就表示血液中的葡萄糖增加，讓血液變得黏稠，造成血管的負擔。因此，想預防血管老化並維持健康，就必須有效控制血糖值。除了甜食之外，白飯、麵包跟麵類這些碳水化合物，都會增加血液中的血糖值。

大家從小開始都對「吃飯要一口飯一口菜，再配一口湯」的順序耳熟能詳吧。因為，大人都告訴我們說這才是正確的用餐順序。不過，最近的研究證實，這樣的吃法會讓我們吃下過量的白飯，也容易造成血糖值上升。

因此，我推薦的方式就是「依序單吃ＸＸ」。雖然也有人建議若想避免攝取過多糖分，可以先吃菜，把白飯這類的碳水化合物留到最後。只不過留到最後的話，就會失去吃飯的樂趣。但炒飯留到最後才吃，還是可以吃得很開心。

如果再加入蔥末、火腿、炒蛋、萵苣等炒飯常見的材料，就能減少吃下肚的飯量。

擔心炒飯太油膩的人，炒的時候可以多加一點蔬菜。因為膳食纖維能將脂肪排出體外，如此一來就能盡情大快朵頤了。不過，我想補充的是，其實所有問題都出在糖分，食用油並不會造成血糖值上升，更何況也有人認為「來自食物的脂肪是很難堆積在體內」。這是指導減糖（斷糖）飲食法的專家老師常用的營養理論。不過，每個人的體質各有不同，若想避免血管發生任何意外，還是不要攝取過多油脂。

除了炒飯之外，只要是能一口吃到各種美味食材的主食料理，如日式炊飯、鹹粥，都是不錯的選擇。

重點解答

A

與其一開始就吃菜配白飯，還不如把菜吃完之後再單吃炒飯，就不用擔心血糖值上升的問題！

〔飲食習慣養成〕

Q3 想維持血管健康，就一定要攝取肉類的蛋白質嗎？

雖然「多吃菜少吃肉」的概念日漸普及，但也同時出現了「肉食男女」這個名詞，讓很多人都認為「想精力充沛就要多吃肉」。

真相究竟為何呢？

二〇一五年秋天，國際癌症研究機構明確指出牛、豬、羊等的紅肉有致癌的可能性。也有研究指出女性一日食用量超過80g，罹患結腸癌的風險就會升高。

若肉類攝取超過腸子能消化、吸收的量，會變成大腸內壞菌的養分，讓壞菌耀武揚威，進而破壞腸內環境。因此，也有研究指出吃太多肉就會致癌。

根據以上內容，我們可以知道吃太多肉會傷害到腸子。如果換成血管呢？腸內環境惡化就會產生有害物質，當這些物質溶入血中就會傷到血管。不過，具有優良胺基酸平衡也是肉類主要成分的動物性蛋白質，卻是生成血管、內臟、肌肉、血液的重要來源，也是促進血管細胞的新陳代謝時不可或缺的物質。

據統計，日本人肉類的平均攝取量1天只有50g，遠低於標準值的80g。因此，與其少吃肉，不如多攝取蔬菜、菇類、豆類這類含有豐富膳食纖維，能幫助整腸的食物吧。（編註：依台灣國健署建議，每人每天只需要食用70g，但台灣人普遍高於3至7倍。）

〔重點解答〕A

一天的肉類食用量不要超過80g！要跟蔬菜混著吃喔！

飲食習慣養成

Q4 今天晚餐要吃炸的，該選擇沙拉油還是玄米油呢？

近年來，大家都在尋求有益健康的好油。要選哪種油？要怎麼料理？應該有不少讀者都為這些問題所苦惱吧？比方說，擁有超高人氣的亞麻籽油雖然能淨化血中雜質，但只要一加熱就會氧化。

除了亞麻籽油外，也有幾款油品並不適合拿來加熱。既然如此，我想大家應該都很好奇到底哪些油品適合拿來加熱呢？

我個人推薦的是玄米油。

玄米油是精米時從米糠裡抽取出來製成的油。因此，又被稱為「米糠油」。

玄米油之所以加熱也不易酸化，是因為脂肪酸的組成裡，油酸占極高比例，並含有豐富的維生素E。順帶一提，被**歸類ω－3脂肪酸的α－亞麻酸就占了42%**。

α－亞麻酸能讓預防心臟疾病的高密度脂蛋白膽固醇維持在一定比例，並降低低密度脂蛋白膽固醇的數值，甚至還能防止血管硬化。

維生素E（生育醇）的抗氧化作用，能保護身體不被體內脂肪因氧化所產生的毒性傷害，可以說是讓細胞青春永駐的營養素。日本人攝取維生素E的主要來源是植物油，所以應該要更積極攝取含有優良維生素E的玄米油。

米糠特有的γ－穀維素則能調整自律神經。我們的血壓跟心跳也都是由自律神經所控制的。因此，對想維持血管健康的人來說是不可多得的成分。

另一方面，沙拉油則是由多種植物油混製而成，被拿來製成沙拉醬的食用油。因此，在低溫環境中也不會凝固。雖說不會立即劣化，但高溫油炸後想吃得安心，還是建議大家選用玄米油。

除此之外，玄米油還具有以下優點。

1. 炸好起鍋不吸油

具有良好的脂肪酸平衡，所以炸出來的食物不會油膩膩的。炸的時候也不會冒泡泡，讓口感更加酥脆。

2. 冷了也好吃

使用具抗氧化作用的玄米油，冷掉後口感依然酥脆。最近連超市都看得到的玄米油，推薦大家可以買來試試看喔！

〔重點解答〕A

使用有益健康的玄米油，做出來的料理香脆可口。值得一試！

飲食習慣養成

Q5

市售沙拉醬要選「不含油」的嗎？

最近越來越多人開始養成「吃飯時一定先從沙拉開始」的健康習慣。那麼，我們就進一步來討論要選用哪種沙拉醬吧！

不含油沙拉醬之所以受歡迎，就是因為熱量低。相較於製作過程中加入高熱量沙拉油的沙拉醬，不含油沙拉醬的平均熱量還不到4分之1。

但加入沙拉油的目的，不只是為了跟蔬菜充分混合，讓食物變得更加美味。從營養面來看，更是好處多多。

第一，蔬菜裡讓血管變得更加強韌的**維生素，大多數都是脂溶性的。加了沙拉油，才更易於被人體吸收**。

第二，很多蔬菜都含有大量非水溶性膳食纖維。非水溶性膳食纖維會增加糞便量。而糞便體積一變大，就可能較難排出體外。

這時候只要攝取足量油脂，就能**讓排便變得順暢，有效解決便祕問題**，至於排便正常才能保護血管的箇中原因也已於第42～43頁說明過了。還有一點要提醒大家的是，有專家指出為了增添美味，不含油沙拉醬的糖分跟鹽分含量，其實遠超過一般沙拉醬。會增加血糖、造成血管傷害的糖，多半被標示為「葡萄糖果糖液糖」，並根據含量多寡來決定標示的前後順序。以後大家在挑選不含油沙拉醬時，可以以此為參考。

重點解答 A

也不能忽視含油沙拉醬的健康效果喔！

飲食習慣養成

Q6 想讓血管更健康的話，洋蔥要現買現吃？還是放幾天再吃？

大家應該都知道洋蔥是能讓血液變清澈的食材。但在公布答案前，我先來解說一下洋蔥裡讓血液變得清澈的成分吧。

洋蔥的辣味來源，就是**讓血液變清澈的大蒜素**。大蒜素能抑制血液凝固，多攝取就能有效預防血栓與動脈硬化。

不過，水溶性的大蒜素，只要碰過水養分就會流失。因此，生吃時千萬別為了減少辣味就拿去用水沖。

洋蔥也含有**豐富的寡糖**。寡糖可提供腸內好菌養分，藉此調整腸內環境。腸子與血管健康之間的關係，前面已經提到很多次，在此就無須多述。

洋蔥裡最值得矚目的成分就是**槲皮素**。槲皮素是洋蔥皮裡的成分，維持血管健康的效果遠超過大蒜素。活性氧會造成全身血管氧化，進而演變成動脈硬化。血管壁內側的血管內皮細胞若遭到氧化壓力破壞，白血球跟膽固醇就會趁虛而入產生動脈硬化瘤。這些瘤若遭到破壞，血液就會凝固成血栓，造成血管阻塞。

槲皮素是能消除活性氧毒性的抗氧化成分，具有保護血管，遠離活性氧傷害，有效延緩動脈硬化的功能。

更有研究報告指出，**槲皮素能抑制脂肪被腸胃消化吸收**。

聽到這裡，大家應該都想多多攝取槲皮素吧！問題是只有洋蔥皮才有這個成分。洋蔥皮怎麼吃呢？

陽光能增加槲皮素含量

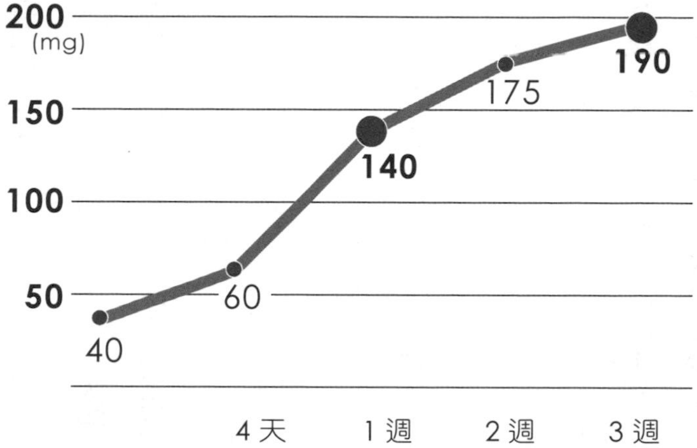

北見工業大學山岸喬特聘教授指出，根據北見工業大學實驗結果證明，槲皮素 1 週就會增加 4 倍，3 週則會增加到 5 倍。

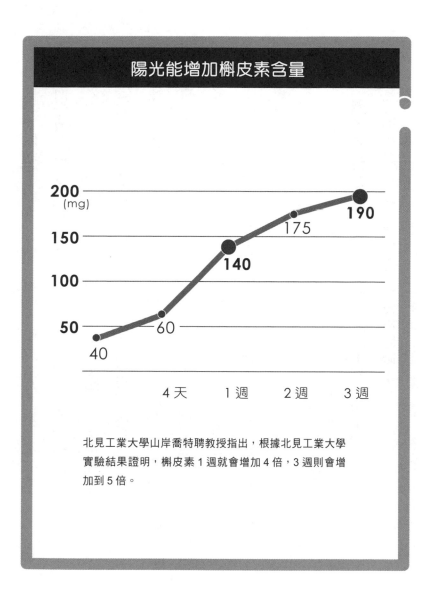

從前頁實驗結果看來，本題答案呼之欲出。洋蔥買回家之後不要立刻煮來吃，而是放在窗邊曬一個禮拜的太陽。曬太陽之前要先剝掉金黃色的外皮（剝下來的皮千萬別丟！），將白色部分拿去曬太陽，就會增加槲皮素含量。

這是因為受到陽光照射時，洋蔥會增加槲皮素來保護自身細胞。曬了一個禮拜後，白色果肉表面就會變得有點黃黃。煮的時候也一定要加入曬黃的部分。雖然吃起來有點乾乾的，但可以切碎拿來炒、燉煮熬湯，就不會覺得口感怪怪的了。我也推薦大家可以將先剝下來的金黃色外皮，像泡茶一樣用熱水煮來喝或煮味噌湯時加一點進去，這些都能攝取到槲皮素。只要上桌前，將熬煮過的洋蔥皮取出即可。

〔重點解答〕A

曬了太陽的洋蔥，才能發揮最大的健康效用！買回來之後，千萬不要立刻煮來吃喔！

飲食習慣養成

Q7 想提升納豆的健康效果，可以用醋還是梅肉來代替醬油？

納豆跟洋蔥一樣，都是能讓血液變清澈的知名食材。因納豆的原料同為黃豆，所以也含有**豐富的膳食纖維與蛋白質**。膳食纖維能調整腸內環境，讓血液變清澈。蛋白質則是促進血管、血液、體內細胞新陳代謝不可或缺的重要成分。另外納豆還**含有維生素B1跟B2則能幫助脂肪代謝，將攝取的熱量轉換為能量**。最重要的是納豆不但能減少脂肪吸收，還能抑制食慾，是減肥時的最佳良伴。

納豆激酶也是非常重要的成分，而且是納豆裡才看得到的特殊營養素。它能預防會阻斷血流、讓血液無法輸送到內臟的「血栓」，更具備讓血液變清澈的功能。因此，為預防血栓，一天最理想的納豆食用量為100～200g。

雖然納豆能讓血管更健康，但也有人會問說：「調味用的醬油鹽分不是很高嗎？」

常會有人用醋或檸檬汁來取代鹽跟醬油。不過，我最想推薦給大家的是梅肉。

不推薦檸檬汁的原因，是因為吃起來味道不太搭。而醋會讓納豆激酶無法發揮作用，削弱納豆的健康效果。

梅肉跟納豆也是日式素菜常見的組合，梅肉裡的梅精也能軟化血管。搭配上Q6提到的洋蔥末，效果更是驚人。

不過，因為納豆可能會破壞抗凝血劑「華法林」的藥效，有在服用華法林的人，想吃的話最好先請教醫生。

重點解答 A

不要太貪心，醋還是用在其它料理上吧！

〔飲食習慣養成〕

Q8

一定要吃新鮮的魚嗎？或是罐頭也可以？

就先告訴大家答案吧！雖然吃新鮮的最好，但仔細挑選的話，還是可以找到能讓血液變清澈並具有保護血管成分的罐頭種類。

無論是鮮魚或罐頭，最重要的就是魚油。在56頁時曾經提到，含有ω－3脂肪酸的油，能降低對身體有害的低密度脂蛋白膽固醇數值。魚油富含的

EPA（二十碳五烯酸）跟DHA（二十二碳六烯酸）都是ω-3脂肪酸。這兩款有益健康的魚油，近年也開始受到矚目。

EPA跟DHA不僅能降低血中膽固醇的濃度，也不易形成血栓，還能幫助**預防心肌梗塞與腦中風**。

動物實驗也證明，餵食年老的白老鼠食用大量DHA，能減緩智力退化。期盼有朝一日能應用在人體上，有效**預防失智症**。

魚類裡含有豐富EPA與DHA的就是青背魚，鯖魚、鮪魚、秋刀魚、沙丁魚都是其代表。若是吃新鮮鮮魚的話，上述魚類都能攝取到EPA跟DHA。罐頭的話，我則推薦水煮鯖魚罐頭。

鯖魚原本就富含EPA跟DHA。加工過程非常簡單，因此完整保留了鯖魚的營養成分，也能減少含糖、鹽的調味料使用。

食用油的種類

油（脂肪酸）

- **飽和脂肪酸**
  - 短鏈脂肪酸
    體內生成
  - 中鏈脂肪酸
    椰子油、母乳
  - 長鏈脂肪酸
    牛脂、豬油、奶油
- **不飽和脂肪酸**
  - ω-3 脂肪酸
    魚油、亞麻籽油、玄米油
  - ω-6 脂肪酸
    沙拉油、麻油、大豆油
  - ω-6 脂肪酸
    橄欖油、菜籽油

海底雞罐頭的原料「鮪魚」也富含 EPA 跟 DHA，但由於加工時會用到黃豆油或沙拉油。相較之下，還是水煮鯖魚罐頭略勝一籌。

參考右頁食用油的種類可得知，大豆油跟沙拉油屬於 ω－6 脂肪酸。其實含有 ω－6 脂肪酸的食用油跟食品還不少，常會一個不小心就攝取過量。過量的話，就會造成體內發炎。

含有豐富 EPA、DHA 能讓血液變清澈的水煮鯖魚罐頭，保存起來非常方便，大家可以多買幾罐備用。不但能加進沙拉裡，還能配著大量蘿蔔泥一起吃。

重點解答 A

善用水煮鯖魚罐頭，就能烹調出讓血管更健康的美味料理！

〔飲食習慣養成〕

Q9

嘴饞時要選巧克力還是水果乾？

體脂肪，尤其是當內臟脂肪增加過量時，脂肪細胞就會分泌出超毒物質攻擊血管壁。這在前面已經多次提到，而體內脂肪增加的最大原因就是糖分。糖分會增加血糖，血糖過量則會讓血液變得黏稠。長期維持這樣的狀態，會嚴重傷害到血管，甚至導致糖尿病。因此，應該很多讀者都要告誡自己盡量少吃含有大量糖分的甜點吧。不時提醒自己注意養生，是非常了不起的。

因為，這世上的誘惑不勝枚舉。但一直忍著不吃就會產生壓力，對血管來說並非好事。壓力會刺激自律神經，讓交感神經居於優勢。交感神經會窄化血管內部的空間，增加心跳數。換句話說，就是會造成血管負擔。

真的忍不住的話，建議大家可以吃點巧克力。其實巧克力含有豐富的膳食纖維，糖分也不高。巧克力的成分「可可多酚」具有防止血中低密度脂蛋白膽固醇、血管內皮細胞氧化，及降血壓預防動脈硬化的功能。不過，目前的研究結果只證實黑巧克力有此一功能，牛奶巧克力與白巧克力的效用還有待釐清。

而水果乾雖然糖分偏高，但也含有豐富膳食纖維，以及能維護血管健康的維生素、礦物質。因此，只要不要一口氣吃太多，記得要細嚼慢嚥，並配水或茶的話，水果乾其實也是不錯的選擇。

重點解答 A

巧克力其實是能降血壓、預防動脈硬化的超棒食材！

〔飲食習慣養成〕

Q10

要喝零卡飲料還是百分之百純果汁？

最近市面上能看到各式各樣的零卡飲料。這不光是為了糖尿病患者，更是為了想減肥的人所開發的吧。

不過，我最大的疑問是大家知不知道零卡飲料會對人體造成什麼影響呢？

我之所以會有這樣的疑問，是因為**零卡飲料裡的人工甘味劑，其實跟含有糖分的甘味劑一樣，會影響被稱為「肥胖荷爾蒙」的腸促胰素，促進讓血糖轉為脂肪的胰島素分泌**。

由一九八七年的實驗可以得知，將人工甘味劑（乙醯磺胺酸鉀）注入白老鼠體內，老鼠體內的胰島素分泌量就會增加。將胰臟從老鼠體內取出，注入人工甘味劑，也會分泌胰島素。

波士頓大學芭芭拉柯基博士團隊的研究報告裡也提到，飲用人工甘味劑（蔗糖素）比喝水更能拉高血糖值上限。

關於糖分在體內轉換為血糖後對血管的影響，之前已多次提及。液態果汁被人體消化吸收的速度更快，因此會造成血糖急速增加。導致血糖過剩，堆積在脂肪細胞內。

就理論來看，含大量糖分的果汁，最好也不要喝太多。超想喝的時候，建議大家可以將半顆蘋果打成汁，也不要加任何甘味劑。用來當成一天早餐的話，還能攝取到水溶性膳食纖維「果膠」。

在第41～43頁也曾提過，水溶性膳食纖維能增加體內好菌、淨化血液。蘋果裡的維生素與礦物質能讓血管變得更健康。而半顆蘋果的糖分也只有13g，能讓一餐攝取的糖分少於20g。

重點解答 A

不能因為零卡就拼命喝，別忘了還有人工甘味劑！

飲食習慣養成

Q11

要選卡芒貝爾乾酪還是藍乳酪？

腸子與血管健康的關連性，前面已經提到很多次了。想增加腸內好菌，第一個浮現腦海的可能是優格。不過，同樣由鮮乳發酵而成的**乳酪**，**也含有能調整腸道環境的乳酸菌**。

我們也能從乳酪裡攝取到包含人體無法自行合成的「必需胺基酸」所組成的優良蛋白質。

不過，乳酪分為「天然乳酪」與「加工乳酪」，想攝取乳酸菌的話，就要選擇由生乳發酵而成的天然乳酪，無須加熱直接生吃。加工乳酪是天然乳酪加熱溶解後，加入乳化劑凝固而成。完全找不到任何乳酸菌。

雖然這裡提到的卡芒貝爾乾酪跟藍乳酪都屬於天然乳酪，**但藍乳酪裡卻含有大量能讓血管變年輕的乳三肽（LTP）**。

胜肽是介於胺基酸跟蛋白質中間的成分。乳三肽是可爾必思公司發現的特殊胜肽，**能阻礙人體內會造成血壓升高的酵素發揮作用，並提升血管內皮細胞的功能**。血管內皮細胞會分泌能保護血管的一氧化氮，藉此修復血管損傷，讓血管變得更強韌。建議大家可以將藍乳酪當成配菜、點心或下酒菜。除了藍乳酪外，豪達乳酪跟味噌也都富含乳三肽跟乳酸菌。

重點解答 A

能發揮穩定血壓、保護血管作用的藍乳酪是最完美的點心！

第

3

章

讓血管
不會堵塞的運動！

※ 運動要適度，並找到適合自己的運動方式。走路、瑜伽、等有氧運動都是很好的選擇，另外「墊腳尖」也能讓心血管變年輕，不妨試試看！

〔與運動相關〕

Q1

想防止血管破裂，慢跑時要不要一直盯著手錶計時？

「要健康，就一定要運動。」

這應該是每次健康檢查時，醫生一定提到的經典名言。

我並沒有要否定這句話的意思。只是想提醒大家做錯運動也是會傷到血管的。

花不到半毛錢，有心就能立刻開始，自己一個人行動，不用配合其他人時間的慢跑，是最受40幾歲上班族歡迎的運動。

不過，慢跑也是有些要注意的事情！

跑步其實會造成循環系統極大負擔。所以，我不太建議中高齡者從事慢跑運動。

如果認真思考要跑多久、多長距離，甚至**想跑出好成績的話，就容易產生壓力**。不斷累積的壓力會造成自律神經失調，讓興奮的交感神經長期處於緊張狀態，血壓也就跟著升高。

真的想跑的話，根據美國心臟病學會誌的研究報告，只要**跑個5～10分鐘就可以停了**。研究團隊耗費15年時間，調查超過5萬5000人次的結果，發現相較於完全沒有慢跑習慣的人，只跑5～10分鐘的人，**心臟病發病機率不到45％**。

與其抱著「為了健康一定要認真運動」的想法拼命慢跑，還不如趁散步時想到就跑一下。

〔重點解答〕A

原本只是為了血管好，但努力過頭反而會造成反效果！

與運動相關

Q2 用養狗來養成健走習慣是正確的嗎？

我最推薦的有氧運動是健走。

有氧運動是持續對肌肉輕微施壓的運動。**呼吸不會過於急促，讓血氧濃度維持穩定，有效燃燒體內的脂肪跟血糖**。藉此也能幫助降低中性脂肪跟血糖值，維持心臟跟血管健康，防止恐怖的腦中風。

除了健走外，慢跑、游泳、有氧舞蹈都屬於有氧運動。因為不需要任何特殊器材與場所，**健走對從來沒有運動過的人來說，應該是最好的選擇**。

不過，也因為沒有特殊限制，所以常常會三分鐘熱度，浮現「今天就算了，明天再說吧」的念頭。因此，為了能持之以恆，有些人選擇養狗，帶狗散步之餘也能順便健走。

雖然這也是個為了養成健走習慣的好主意，但有一點要特別留意。那就是**狗的大小跟性格**。

真的要養的話，就要挑速度一致，而且不會跑太快的犬種。大型犬常見的情況就是跑得比人還快，力氣大又充滿好奇心，常拉著主人四處亂跑。就運動來說，這樣的散步過於激烈，根本稱不上是理想的有氧運動。

因此，不推薦的原因是因為無論是被拖著跑，或是被狗狗出乎意料的行為嚇到，**都會造成心臟極大的負擔**。

最近，寵物的**療癒效果也獲得醫學上的證實**。特別是狗狗又能體會人類的心情，能像家人、朋友般陪在人類身邊，舒緩生活上的各種壓力。因此，真的想養狗的話，最好不要只想著養狗只是為了散步，而是應該把狗狗當成一種心靈上的陪伴。

重點解答 A

應該將狗狗當成紓解內心壓力的心靈伴侶！

與運動相關

Q3

去健身房運動時，要訂定遠大目標？還是單純活動筋骨就好？

現代社會的趨勢之一，就是要將所有事物數據化「呈現」在眾人眼前。我身處的醫療、醫學或商務領域，這些都是很普遍的現象。

因此，現在也有越來越多健身房開始貫徹數據管理，將成果轉為數字加以呈現。

這樣的健身房為了打造自己的品牌，都會引進全新器材或根據最新營養理論設計健康飲食。

大家千萬不要誤會，我絕對不是在批評這些健身房。我想強調的是一心只想追求品牌，反而更容易導致血管意外。大家千萬要小心。

追求品牌會讓人產生想更上一層樓的上進心，以及想跟人競爭的好勝心。充滿上進心的人自我要求也很高，如果沒有達到自己所設定的目標就容易意志消沉、脾氣變得暴躁。換句話說，就是容易感到壓力。

雖然也有專家認為人類的身體跟內心都需要某種程度壓力帶來的刺激。但長時間處在壓力狀態下，會讓交感神經隨時處在緊張狀態。這會讓血管肌肉緊繃，造成血壓上升。

血壓升高會傷害到血管，自然**也會提高罹患血管疾病的風險**。

有上進心才能提升工作成效，但平常還是要對自己好一點。如果上健身房是為了自己的身體健康，那就更應該仔細聆聽自己身體的聲音，量力而為。

重點解答 A

不要只惦記著「自己游了或跑了幾公里」，確實掌握自己為身體做了多少好事才是關鍵。

〔與運動相關〕

Q4

去健身房該做讓肌肉變結實的重訓或是跑到滿身大汗的跑步機？

先來公布答案吧！因為這**兩種運動各有各的好處，希望大家都能去做。**

在跑步機上慢跑就等於是有氧運動，正如83頁所說，**有氧運動能燃燒掉人體內會傷害到血管的脂肪跟血糖。如果心跳數沒有因此上升的話，就不用擔心會造成心臟負擔。**

另一方面，將重物瞬間上舉時會暫時停止呼吸的重訓，則被歸類為無氧運動。無氧運動會在短時間內為肌肉帶來強烈刺激，**藉此鍛鍊並增加肌肉量**。也因為會造成身體極大負擔，無法長時間進行，所以無法期待它能跟有氧運動一樣，能達到快速燃燒脂肪跟血糖的效果。

但是，**肌肉量一增加，基礎代謝力也隨之增高，即便是非運動時間，燃燒的血糖量也會跟著增加**。另外，運動時肌肉還會**分泌軟化血管、防止動脈硬化的荷爾蒙「緩激肽」**。

另外，肌肉量增加的另一個好處，就是能提升免疫力。體內病菌為非作歹時，肌肉細胞就會分解成名為「穀氨醯胺」的胺基酸，藉此活化體內免疫細胞打倒病菌。

因此，為了避免病情加重，用無氧運動來鍛鍊肌肉是有其重要意義的。

只不過重訓會造成肌肉疲勞並帶來極大的傷害，為了給肌肉休息的時間，最好每隔兩天做一次。再跟大家分享一個運動小祕訣，那就是在**有氧運動前先做點重訓，就能提高有氧運動時的脂肪燃燒率，運動過後血糖值也容易恢復穩定狀態**。

重點解答 A

最完美的組合就是上跑步機前先做點重訓！

與運動相關

Q5

運動飲料要在運動時喝，還是運動完再喝？

近年來，常會聽到因夏日高溫導致脫水中暑而死的案例。

身體的水分一流失，血液量就會跟著減少，造成血壓急速下降。運送到內臟的血液變少，全身上下的機能都會跟著降低，送往大腦的血液當然也會跟著減少，讓人的注意力開始渙散。

身體水分減少也可能導致中暑。血液裡的水分與鹽分等礦物質失去平衡，

會讓身體失去體溫調節功能，讓體溫上升，出現頭暈、倦怠、痙攣、意識模糊等症狀，最糟糕的情況就是昏倒，**甚至有人昏倒時頭部受到重擊因而死亡**。

為了避免這樣的情況發生，電視雜誌等都會介紹正確補充水分的方式。因此，一般民眾早已熟知，添加了鹽分跟糖分的運動飲料比白開水更具有防止脫水的效果。

如果不是大熱天，或運動時根本沒流什麼汗的話，我通常不建議大家喝太多運動飲料。因為運動飲料裡的鹽分跟糖分，反而會讓血壓跟血糖升高。不過，運動的時候，運動飲料就變成最有效的水分補給來源。

大家應該都有看到將水滴在鹽巴、砂糖上時，水分被吸收的樣子吧。我們的身體裡也會發生類似情形。

血中的鹽分（鈉）與糖分（血糖）一增加，水分也會跟著變多。這會讓血液量大增，造成血壓上升。

不過，為了避免夏天出現脫水症狀，攝取鹽分跟糖分才能讓水分留在身體裡。

運動時會流汗，一不小心就會脫水。雖然還不至於昏倒，但只要一運動就容易累，這樣的話也無法持之以恆。所以大家一定要隨時補充水分。

建議大家可以在運動前先喝一點運動飲料。不是正在運動的時候，也不是運動完，而是運動前先喝。

運動時，鹽分等礦物質會跟著水分一起隨著排汗而流出體外。因此，運動後補充再多水分或鹽分，也很難留在血液裡。

但若是事先補充鹽分跟糖分，運動時補充的水分或其他成分就能確實保存下來。

因此，運動飲料最好是「運動前喝」。

重點解答

A

喝運動飲料的時機非常重要！

與運動相關

Q6 想強化血管是要揉小腿肚10次，還是墊腳尖10次？

常會有人說「小腿肚是人類的第二顆心臟」。

這是因為**小腿肚就像幫浦一樣，會將容易停滯在腳跟腰部的血液送回心臟**。

心臟輸出的血液會被運送到全身上下，將養分跟氧氣傳遞給每個細胞。

同時也會回收老舊廢物，經由靜脈送回心臟。但下半身，尤其是從雙腳回來的血液，常會因地心引力而無法順利回到心臟。

肩負起將下半身血液送回心臟這偉大任務的就是小腿肚肌肉。小腿肚肌肉經過數次的收縮與弛緩，血管就會受到擠壓，將血液往上送。

這類似幫浦的作用與擠牛奶的動作十分相似，所以也被稱為擠乳作用。以這樣的擠乳作用來協助心臟的小腿肚肌肉，如果肌肉量減少就會變得僵硬遲緩，自然就無法發揮原有的功能。

具體影響包括因血液無法順利回到心臟，小腿因堆積了許多老舊廢物而水腫。最末端的血液循環也會變差，讓雙腳冰冷的現象更加惡化。

腿部肌肉僵硬不只會造成水腫跟雙腳冰冷問題。

腿部靜脈出現瘀血，血液就容易凝固成血栓。特別是位於雙腳深處的大條靜脈裡如果出現血栓，這些血栓就會流向心臟，最後造成肺部血管阻塞，增加罹患肺梗塞的機率。肺梗塞是因呼吸困難致死的可怕疾病。而這一連串的疾病就被稱為「經濟艙症候群」。

因此，必須適時放鬆或鍛鍊小腿肚肌肉。

不過，風行一時的小腿肚按摩是不夠的。因為僵硬的小腿肚肌肉非常大塊，單憑雙手的力氣是不夠的。從鍛鍊肌肉的字面意義來看，光靠揉捏跟摩擦是沒有任何效果的。

那有什麼好方法呢？第一就是走路。藉由走路讓小腿肚肌肉重複收縮跟放鬆，就是所謂的擠乳作用。不但能將血液送回心臟，還能鍛鍊肌肉。

不想出門走路的話，更輕鬆的方法就是「**墊腳尖10次**」（請參考第98頁）。建議大家可以趁著早上剛起床跟晚上洗好澡，肌肉最暖和放鬆時，一天做兩次。

墊腳尖不僅能刺激肌肉，提高擠乳作用，**墊起腳尖肌肉瞬間收縮時，也會擠壓血管，藉此產生等同加壓訓練的效果**。

血管受到擠壓時，血管內的血液會暫時減少，因而導致缺氧。這會讓血液裡的乳酸濃度急速上升。而急速增加的乳酸也會刺激肌肉，**促進腦下垂體**

墊腳尖的方式

①雙腳打開與肩同寬，抬頭挺胸。站不穩的人可以抓著椅子。

②用 3 秒時間慢慢抬起腳踝後，在空中停住 3 秒。

③再花 3 秒慢慢將腳踝放回地上，回到①的姿勢。重複做 10 次

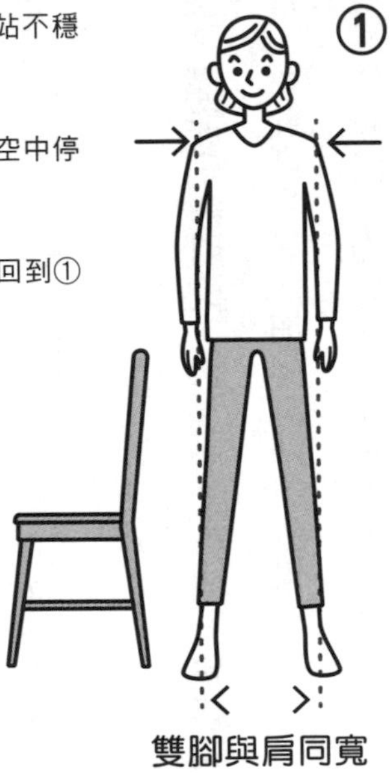

雙腳與肩同寬

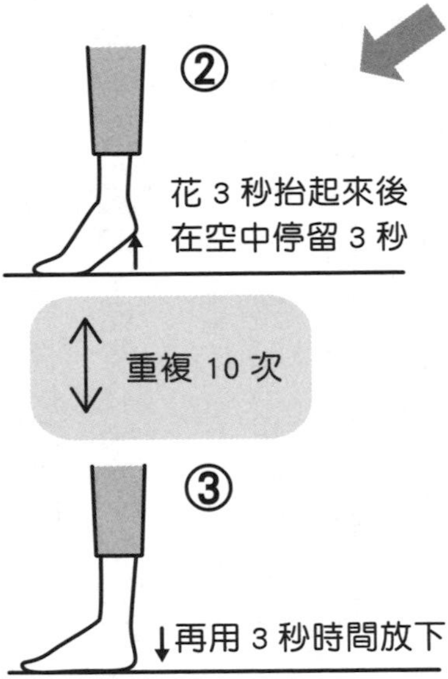

花 3 秒抬起來後
在空中停留 3 秒
重複 10 次

再用 3 秒時間放下

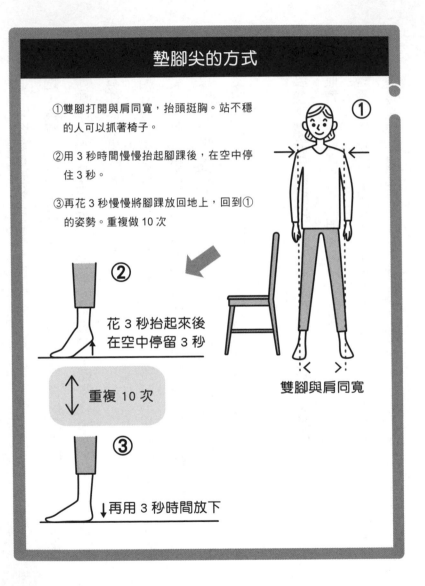

分泌大量的生長激素。

生長激素是能提高體內所有器官的新陳代謝，讓器官順利運作的物質。提高脂肪跟血糖的代謝，幫助修復血管等細胞。**動脈也會分泌讓血管變強韌的一氧化氮。**但這些動脈位於肌肉深處，我們的雙手是按不到的。

由此可知，墊腳尖這個動作能讓心臟、血管變年輕，還能維持其健康。

重點解答 A

墊腳尖能讓你的心臟與血管變得更年輕！

與運動相關

Q7 瑜伽要白天做還是晚上做，才能發揮效果？

有人認為做運動應該要選清爽的早晨，也有人認為要在結束一天的辛苦工作後，用運動來釋放一下壓力。從循環系統醫生的專業角度來看，為避免血管意外所導致的猝死，他們通常不太建議早上進行慢跑、網球、高爾夫這些一般常見的運動。

早晨是自律神經將負責休息的副交感神經切換為負責活動的交感神經的時間點。在什麼都不做血壓也會上升的狀態下，做運動可能會造成血壓飆升，導致血管意外。

傍晚則會由交感神經轉為副交感神經，血壓也較為穩定。晚餐吃完後，運動還能幫助燃燒多餘的脂肪跟糖分。

至於瑜伽要什麼時候做比較好呢？

答案是早晚都可以。因為瑜伽能帶來極大的放鬆效果，除了能讓自律神經裡的交感神經處於優勢，也能讓血管跟心臟獲得充分休息。**早上做瑜伽能抑制急速上升的血壓，放鬆全身肌肉，讓身體慢慢醒過來。晚上則因副交感神經處於優勢，讓人能一夜好眠。**

近年來，瑜伽之所以深受男女老幼的喜愛，可能就是被認為是一項極為安全且效果極佳的運動吧。

不過，要注意的是瑜伽裡有些動作對全身僵硬的人來說屬於高難度動作。所以，不要選一些會讓你覺得喘不過氣的高難度動作，而是要選擇能慢慢大口呼吸，讓肌肉不再緊繃，達到放鬆效果的姿勢。

像熱瑜伽這種會增加排汗量的瑜伽，可能會奪走體內血液的水分，讓血液變得黏稠。因此，早上做瑜伽時，一定要確實補充水分。

〔重點解答〕A

就算是血壓上升的早晨，也能放心做瑜伽！晚上想放鬆時，也推薦大家做瑜伽。

與運動相關 Q8

效果比瑜伽好的是健康操還是舞蹈？

討論了跟瑜伽有關的問題後，我彷彿聽到「有沒有效果比早晚做都沒問題的瑜伽還要更好的推薦運動呢？」的聲音。

我想推薦的是雖有時間限制但卻能獲得不同效果的運動，那就是舞蹈。

不過，在那之前，我想先談一下健康操。

健康操也是非常方便的有氧運動。我已經在第83頁說過有氧運動的好處了。有氧運動不但不會對血管、心臟造成負擔，還能幫助燃燒脂肪跟血糖。一天做超過15分鐘，一個禮拜做3～4次有氧運動，就能發揮效果。因此，健康操也是需要持之以恆的。

只不過做健康操的時間大多都是一大早，早上運動的危險性在第101頁也提到過了。因此，不要一起床就做，而是要在吃過早餐攝取足夠水分，稍微間隔了一段時間後再做。

接著要談的就是舞蹈。排除掉那些速度快、動作激烈的舞種的話，舞蹈也被歸為有氧運動。雖然同屬有氧運動，我大力推薦舞蹈的原因是它的「雙重任務（dual task）」特性。

雙重任務是一種學術用語，指的是同時賦予兩個課題，一般來說就是同時做兩件事。比方說，邊走路邊聊天、邊聽廣播邊做家事或唸書之類的，都屬於雙重任務。

日本國立長壽醫療研究中心等的研究結果也顯示，雙重任務能有效減緩

輕度認知障礙患者的腦部萎縮，增進記憶力。

輕度認知障礙是介於正常老化與輕度失智症的過渡階段。而失智症是腦部疾病，想預防或改善的最好方法，就是盡量維持腦部微血管的健康。關鍵字就是血管。另外，也請大家不要忘記大腦是控制全身機能的司令指揮塔。讓身體能做一些可以使心臟正常跳動、自律神經保持安定、維護血管健康的運動。就這點來看，雙重任務跟血管的關係是非常密切的。

把話題再拉回舞蹈，跳舞時會邊聽音樂邊活動身體，所以也能算是非常具代表性的雙重任務運動。如果是有歌詞的歌曲，一邊哼唱、品味歌詞的意義，一邊跳舞，效果會更加倍。

雖然無需擔心，但我還是雞婆提一下好了。跳舞是早上也能做的運動喔。

重點解答 A

舞蹈是能同時做兩件事的運動，讓腦血管瞬間年輕化！

與運動相關

Q9

休息時要坐在椅子上？還是坐地板上？

受西方文化影響，日本也搖身一變成為椅子文化的國家。很多年輕人從沒體驗過席地而坐的生活。

膝蓋受傷的話，坐地上可能不太方便。但其實正確來說，應該是**運動前或運動中途稍作休息時，跪坐就能維持血管健康。**

這是因為跪坐時會擠壓到下半身肌肉，讓血流暫停。**一旦恢復就會開始分泌一氧化氮**。

雖然在第97～99頁有稍微提過，這裡再詳細說明一次。一氧化氮來自位於血管內側的血管內皮細胞，能調節血管內皮機能的物質。血管內皮的具體功能，有以下三項。

【一】擴張血管（降低血壓）。

【二】避免血液成分之一的血小板凝集（預防動脈硬化）。

【三】防止白血球的成分附著在血管內皮細胞，並滲透到內皮細胞下的組織（也能預防動脈硬化）。

伴隨有氧運動而來的肌肉運動與血流循環，會分泌出大量一氧化氮。平時常跪坐的話，也能促進一氧化氮的分泌。

那要怎麼跪坐呢？只要依照以下方式，就算時間不長，也能有效分泌一氧化氮。

①跪坐一分鐘。

②腳伸直放鬆10秒鐘。

③將①跟②重複2～3次就可以了。

重點解答 A

跪坐就跟運動一樣，對血管來說好處多多！

與運動相關

Q10

想提振精神、消除疲勞時，就喝提神飲料！這觀念是否正確？

雖然對那些認為「喝提神飲料就能精神百倍」的人有點不好意思，但真的沒有任何能證實提神飲料能帶來活力，對人體有任何正面影響的證據。

提神飲料的廣告裡常會聽到「內含1000mg牛磺酸」，雖然聽起來像是什麼健康成分。但牛磺酸只是胺基酸的一種，能讓血壓維持正常，協助心臟運作、改善肝臟功能。

不過，牛磺酸也不是喝了就能立即見效的成分。１０００mg換算起來也只有「１g」，只要吃點生花枝、生章魚、生干貝就能補充。

喝完會覺得精神百倍，是因為提神飲料裡的咖啡因。大家應該都知道咖啡因會讓人覺得亢奮，消除睡意。

很多提神飲料都會添加50mg左右的咖啡因，幾乎就等同一杯咖啡的含量。

糖分也會讓人覺得精神百倍。提神飲料大多會添加20g左右的糖分。因呈現液體狀，很快就會被消化吸收，讓血糖急速上升。

血糖值升高，會讓人瞬間精神百倍。但沒多久就會分泌出胰島素，讓血糖值大起大落。這會**對血管以及分泌胰島素的胰臟造成很大的負擔**，**對身體絕對不是好事**。

重點解答 A

跟喝咖啡來振奮精神的效果大同小異！

第 4 章

擁有健康血管者的日常習慣！

※ 睡覺、洗澡、如廁、生活上的日常小習慣都隱藏者血管保健的祕訣。

〔日常的習慣〕

Q1 應該在睡前還是洗澡前補充水分？

大家應該都會有血管意外多半發生在洗澡或半夜起來上廁所時的印象吧？其實真的有很多患者都是這樣被送來我這急救的。

首先是關於睡前的水分補給。就寢時的確會因流汗而流失身體水分。但還不至於會嚴重到因血液黏稠而引發血管意外。這是因為人體有所謂的「恆定性」，能讓體內環境維持在一定的水準，也能避免讓血液中的水分大量流失。

因此，**要擔心的不是變黏稠的血液，而是經常半夜起來上廁所，造成睡眠品質一落千丈**，以及必須離開溫暖被窩到冰冷廁所的這段過程。

睡眠品質差，會連帶影響到食慾，控制血糖的胰島素也會因此出現異常，血糖值也容易跟著升高。自律神經的運作也會失去平衡，導致血壓上升，造成血管極大的負擔。

憋尿也會讓血壓升高50 mmHg。在這樣的情況下，又得在寒冷的冬夜去上廁所的話，可能會讓血壓飆高，引發血管意外。

因此，我不贊成睡前補充太多水分，喝一口就好。

另一方面，因為洗澡時會流失大量水分，所以洗澡前一定要認真補充水分。因此，這一題的答案是「洗澡前」。

重點解答 A

睡前喝太多水，反而會引發血管意外。一定要小心！

〔日常的習慣〕

Q2

安靜地泡澡，或是發出「啊～」的聲音，哪個對血管好？

大家都知道泡澡有益健康，能放鬆身心，釋放白天的工作壓力。

不過，泡澡其實是很危險的。統計顯示，全日本一年約有1萬9000人在洗澡時猝逝。

問題就出在體感溫度的快速變化。相反地，若將溫度變化控制在最低限度，就能避開這危險情況。

首先，**脫衣服的地方要盡可能保持溫暖，熱水溫度也要維持在40～41度**。如果超過這溫度的話，熱刺激會造成血壓升高。溫度太低的話，身體會受寒，血管也會因此收縮。一定要注意！

氣溫跟水溫相近的話，應該不會有太大問題。但若因溫差覺得水很燙的話，有些人剛泡進浴缸時，**就會為了忍受熱水溫度而暫時停止呼吸，身體整個緊繃起來。「暫時停止呼吸」會讓血壓上升**，血壓瞬間升高就會導致心肌梗塞、腦中風等血管意外。

因此，泡澡時最重要的就是要讓身體放鬆。**發出「啊～」「嗯～」之類的吐氣聲，就能適時舒緩緊張**。

我們經常會看到中高年男性泡澡時都會發出這樣的聲音，或許是出於保護自己的本能吧。

但如果只是發出**「好燙，好燙」這類的聲音，是無法讓身體放鬆的**。因此，這題的答案是「啊～」。

重點解答

A

模仿中年大叔的泡澡方式是對的！

日常的習慣

Q3 想長命百歲的話，一天該睡超過8小時，還是少於6小時？

應該很多人都知道「睡眠時間太短或太長，對身體都不太好」，但到底要睡多久才是最適當的呢？就趁這個機會好好來思考一下吧。

美國哥倫比亞大學曾做過2萬人的研究調查，結果顯示**跟睡眠時間超過7小時的人相比，少於4小時的人有73％呈現肥胖傾向。少於5小時的人是50％，少於6小時則是23％。**

由此可知，**睡眠時間越短就越容易發胖**。

之前也曾多次提及，**肥胖會傷害到血管**。因此，睡眠時間越少就越容易老，也無法長命百歲。

就來說明一下為什麼睡眠不足會導致肥胖吧。

人體內消耗最多熱量的，其實是腦部。為了維持身體機能，就算只是坐著，腦部也會轉個不停。此外，為了保持體溫、維持心臟、腸子等器官的運作，也會消耗能量。這就是所謂的「基礎代謝能量」。

睡覺時人類的腦跟內臟也會持續運作，持續消耗基礎代謝能量。但睡覺時無法進食，**只能憑藉儲存在體內的脂肪，將它轉為能量。負責轉換工作的就是被稱為「皮質醇」的荷爾蒙**。睡眠時間太短的話，就不需要將脂肪轉換為能量。因此，也沒必要分泌皮質醇，到頭來只會失去燃燒脂肪的機會。

睡眠不足甚至會造成食慾過剩，動不動就想吃油炸零食這類高熱量食物。這是因為**睡眠不足會讓控制食慾的「生長激素」跟「瘦蛋白」兩種荷爾蒙的**

分泌大幅減少。

不過，這兩種荷爾蒙只要連續兩天睡10個小時就會恢復正常。雖然說每天睡久一點有益健康，但還是因人而異。

要說差在哪裡的話，每天起床時間固定、白天運動量大的人，多睡一點也沒關係。

睡眠時間超過9小時跟不到9小時的人，兩者的健康風險並沒有太大的分別。不過，若睡眠時間超過9小時，再加上「長時間坐在辦公桌前」跟「運動量不足」兩個條件的話，身體一天24小時幾乎都處於靜止不動的狀態，危險指數倍增。總結來說，睡眠時間不到6小時容易傷到血管，超過9小時的人就要適時運動。

重點解答 A

睡眠時間少於6小時的人容易發胖，血管也容易受傷！

〔日常的習慣〕

Q4

睡床上跟睡地板，誰的血管比較年輕？

問個唐突的問題，大家知道長頸鹿的血壓嗎？收縮壓平均為260mmHg，舒張壓則平均為160mmHg。都高出人類標準的收縮壓120mmHg，舒張壓80mmHg許多。

長頸鹿的血壓之所以這麼高，是因為從心臟到腦部的高低差約有２m，將血液從心臟送到大腦就需要較高的血壓。

人類會擔心自己的血壓，是因為我們是用雙腳直立行走的。用四隻腳行走的時代，心臟幾乎與腦部同高，血壓也較低。

睡在床上的話，起床時必須先將雙腳放到地上，呈現坐姿後起身。睡地板的話，就必須一口氣站起來，頭部也會瞬間移到高處。這就表示**睡地板的話，起身時很有可能會失去意識**。

堅持要睡地板的話，起床時動作慢一點，就能多少避免這樣的情況發生。

另外，還有一點要注意。

就是關於棉被的整理。**把棉被折好，從地上拿起來放進壁櫥裡，其實是很費力的工作。抬重物時，肌肉一用力，就會造成血管收縮，血壓上升。**

尤其是剛起床的時候，自律神經正從副交感神經（休息狀態）切換到交感神經（活動狀態），是非常不穩定的。不需要特地選在這個時候，讓自己的血壓升高。吃完早餐，讓頭腦清醒一點，血壓也比較穩定之後，再來整理吧。

重點解答

A

要放進壁櫥的棉被，吃完早餐再慢慢整理吧！

日常的習慣

Q5

要睡記憶枕，還是用大浴巾捲成的枕頭，才不會造成血管負擔？

在第118頁有提到睡眠充足能避免肥胖。太胖會對血管造成傷害，所以一定要努力睡好覺。

近年來，越來越多人知道不只是睡眠時間，就連睡眠品質都很重要。對血管來說，這是無庸置疑的！為了擁有良好的睡眠品質，這次就來談談該怎麼挑選枕頭吧。

深受眾人喜愛的「記憶枕」被認為是最理想的枕頭。記憶枕是剛用手壓時雖然有點壓不太下去，但還是會慢慢陷下去。手拿開後也不會立刻彈回來，而是慢慢恢復原狀。枕頭的材質則包括聚氨酯等。

記憶枕會配合每個人的頭型，讓人在睡覺時脖子維持在原本的位置。這就成為了「記憶枕有益健康」的最好宣傳。

不過，也是有人覺得記憶枕睡起來不太舒服。由聚氨酯製成稍微偏硬的記憶枕，要經過一段時間後才能調整為最適合自己的形狀。如果頭被固定住的話，就會造成脖子跟肩膀的肌肉緊繃。

脖子肌肉緊繃會使身體產生各種不適，如血壓升高等。肌肉緊繃會擠壓到脖子的血管，這樣就無法提供腦部充足的血液，讓大腦認為身體遇到危險，為了增加送往腦部的血液量，導致血壓升高。

再者，因為脖子是將大腦指令傳到全身的神經通道，當然也包括自律神經在內，若自律神經受到壓迫，就有可能引起種種不適。

舒緩緊繃肌肉的手工枕頭做法

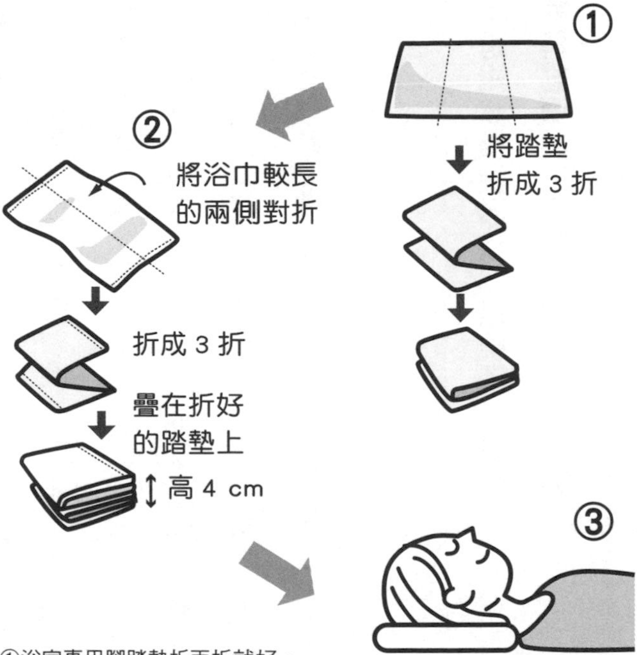

將踏墊
折成 3 折

①浴室專用腳踏墊折兩折就好。

②用柔軟的踏墊包好。包的同時將高度調整為 4 cm。

③試躺看看，如果頭不會被卡住的話就完成了。

將浴巾較長
的兩側對折
折成 3 折
疊在折好
的踏墊上
高 4 cm

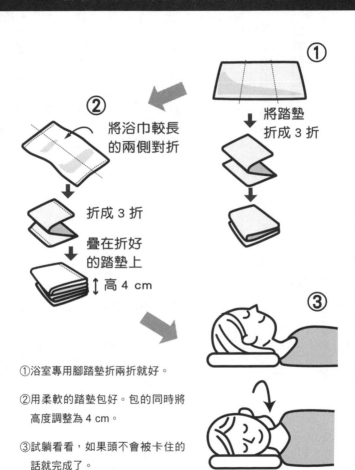

想解決這個問題，枕頭是重要關鍵。專門負責脖子（頸部）治療的骨科醫生山田朱織老師，不但為每個人設計出專屬枕頭，也建議可以拿大浴巾來當枕頭。（編註：延伸閱讀可參考山田朱織老師著作《消除疼痛不適的頸部肌力訓練》（原水文化出版））

製作方式為將折好的玄關腳踏墊（90cm×50cm）跟柔軟的大浴巾交疊，高度約4cm即可。完成後可以試躺一下，看你的頭好不好轉。浴巾枕頭花不到多少錢，又能立刻動手做，非常方便（請參考前頁）。

重點解答 A

並不是說高級枕頭或記憶枕就一定好！要找轉動頭時，不會覺得卡卡的枕頭！

日常的習慣

Q6 睡覺時要穿襪子還是打赤腳，才能有效預防雙腳冰冷？

出現畏寒，也就是身體容易變冷的症狀，這就表示血液循環不太好。溫暖血液不僅能軟化血管，還能提高免疫力，預防各種疾病。大家都知道畏寒對身體一點好處都沒有。想讓身體變暖和，就得多下點工夫。

不過，有些方法不一定正確。比方說，穿襪子睡覺就是其中之一。

手指跟腳趾都具有調節體溫的功能。具體來說，就是發散熱氣降低體溫。

如果不想讓體溫跑掉，可以穿襪子或戴手套。不過，我不建議睡覺時繼續讓手腳保持溫暖。

理由是因為這樣會讓人睡不好。

我們的身體在要睡覺的時候，**自律神經會從交感神經（活動狀態）切換成副交感神經（休息狀態），因而產生睡意。**

交感神經處於優勢時體溫較高，副交感神經處於優勢時體溫則會下降。因此，洗澡時身體會變得暖呼呼，但只要溫度一下降，副交感神經就會處於優勢，讓人慢慢產生睡意。

但**如果手腳一直暖呼呼的話，體溫就無法下降，絲毫感覺不到睡意。就算睡著也是交感神經處於優勢，根本就睡不好。**

因此，還是把襪子脫掉，打赤腳睡比較好。

覺得腳很冰睡不著的人，睡前可以先用熱水泡個腳，再穿襪子，睡覺前脫掉就好。

因為小腿肚會將熱能送到腳趾，所以如果睡覺時腳會冷的話，建議可以穿襪套。

重點解答

A

睡覺時穿襪子還不如穿襪套！

〔日常的習慣〕

Q7

要使用坐式馬桶還是蹲式馬桶？

一般住家已經不太有機會看到蹲式馬桶，除非是屋齡老舊的古宅或公共廁所。

血壓高的人請盡量使用坐式馬桶。

理由就如第120頁所述，頭部位置跟血壓息息相關。排尿時血壓會升高，排便時上升幅度更大。

因此，在血壓有所變化的情況下起身，會讓頭部位置急速升高，血壓也跟著上升，大大增加了血管意外的危險性。

使用蹲式馬桶時的蹲姿會用到大小腿肌肉，進而壓迫到血管。因下半身肌肉較大塊，對血壓造成的影響也跟著變大，所以要特別留意。**使用蹲式馬桶時，起身時的動作一定要慢**。

前面說的都是女性如廁時的注意事項。接下來就來說說男性的注意事項吧。

就男性的情況來看，我還是希望大家選擇坐式馬桶。也建議**大家選擇坐式馬桶時可以坐著如廁**。

年輕世代，特別是已婚男生坐著排尿的比例逐漸增加。這都是受到太太的影響，目的是為了不讓老公把尿噴得馬桶到處都是。

坐著如廁不僅僅只是為了讓打掃變得更輕鬆。**排尿後血壓會突然下降**，如果真因此昏倒的話，坐著就不會摔得太誇張。如果是**站著時失去意識的話，就擔心會因此撞到牆壁、馬桶水箱或地板**。

〔重點解答〕A

排尿、排便時血壓會有所變化。起身時要小心！

〔日常的習慣〕

Q8 想長壽的話，要住在高一點還是低一點的地方？

大家知道日本最長壽的縣是哪裡嗎？根據二〇一三年日本厚生勞働省（類似台灣衛福部）公布的資料，男性與女性最長壽的都是長野縣。

那麼全世界最長壽的地方是哪裡呢？世界三大長壽村為南美厄瓜多的「比爾卡班巴」、巴基斯坦的「罕薩」、以及位於裏海跟黑海中間的「高加索地區」。這三個地方都位於高海拔的山區，而長野縣也是擁有數座高山的山岳地帶。由此可知，**住在高地的人都比較長壽**。

高海拔地區氣壓低，當地居民的血氧濃度也會變低。換言之，提供給體內細胞的氧氣也會跟著減少。

這樣聽起來好像對身體有害，但其實細胞內提供生命活動所需能量的粒線體，在氧氣不足的嚴峻環境下，反而更能發揮效用。

氧氣濃度低的話，就不太容易感到興奮，**不會因壓力傷害血管**。**血管擴張，血壓就不會輕易升高**。這樣也能預防動脈硬化，提供心臟一個好環境。

相反地，在氧氣充足的環境下，粒線體活動時所產生的活性氧就會增加。

活性氧會造成細胞老化。而被視為血管老化現象的動脈硬化，也會因活性氧而逐漸惡化。

在有高低落差的地方移動時所產生的運動量，對於健康的維持也是很有幫助的。因此，為了自己的老年生活，想換個地方住的話，可以選擇搬到海拔較高的地方，如果是市中心的公寓大樓，可以選擇高樓層。

重點解答 A

無論是日本或全世界，長壽的人都住在高處！

日常的習慣

Q9

紓壓小旅行 要選海邊還是山上？

說到海，就會想到蔚藍的天空與大海。**看到藍色時，大腦也會有所反應，讓自律神經裡的副交感神經處於優勢**。副交感神經能減緩心跳數跟呼吸的速度，也能穩定血壓。

大海浪濤聲的放鬆效果更是驚人。

「沙沙」的浪聲是一種介於規律性跟無規律性之間，被稱為「1／f波動」的聲音，會讓我們感覺到舒適感與療癒效果。

有些心理學或音樂療法專家，也會使用含有這1／f波動的音樂來進行心理治療。

雖然這方面的研究才剛起步，但腦波研究的專家已經陸續發表過1／f波動會對腦波與身體產生何種影響的相關論文。

聽到含有1／f波動的聲音或音樂，腦波裡就會出現α波。人類在覺得放鬆或舒適時，才會產生α波。因為能消除大腦、肌肉跟神經的緊張，血管也可以跟著放鬆，讓血流變得更加順暢。換句話說，就跟副交感神經處於優勢時會出現的情況一模一樣。壓力通通消失後，也能提高免疫力。

去海邊也不一定要下水。躺在沙灘上度過悠閒時光就可以了。

去山上的話，可以呼吸到被群木環繞的新鮮空氣，讓人覺得煥然一新。無論是海或山，都可以依個人喜好來選擇。但最重要的還是認真工作之餘要記得休個假，去呼吸大自然的新鮮空氣。

〔重點解答〕

A

看看蔚藍大海聽聽浪聲，讓血管跟著心情一起放鬆。

第

5

章

造成血管負擔的工作環境或人際關係！

※ 工作、人際關係所造成的壓力，其實都會影響血管健康，應稍加留心！

〔環境與人際〕

Q1

對上司言聽計從或是勇於表達想法的人，誰較容易猝死？

全世界都有「哪種人容易出現血管意外」的相關實驗。在美國，容易出現血管意外的是A型性格，比較不容易出現這類意外的則是B型性格的人。這點在第25頁就已經提過了。

這分類法也被全世界的醫生學者廣泛引用，用來釐清哪種情況容易引發血管意外，藉此防範於未然。

A型性格擁有強烈的好勝心跟競爭意識，每件事都要求盡善盡美。也非常講求速度，只要進度不如預期，就會變得暴躁。簡單來說，就是急性子。

B型性格則是我行我素，不喜歡競爭，不會拿自己跟別人做比較。凡事都慢條斯理，重視組織的和諧，幾乎不會有什麼抱怨或不滿。

在美國的話，好勝心強的A型性格容易猝死。但就亞洲人來說，凡事隱忍的B型性格會因壓力過大而導致腦中風、心肌梗塞等血管意外。

因此，**比起常跟上司爭吵、看起來壓力很大的人，抹殺自己的個性、「一味服從上司命令」的人還比較危險**。

可以的話，盡可能取A型跟B型的中間值。好勝心要有，但也不要因此給自己帶來太大的壓力，要適時說出自己的感受與想法。

也有種說法是**會找藉口的人比較不容易發生血管意外**。比方說，快要來不及參加重要會議時，就算遲到也要拼了命趕到，反而會對心臟、血管造成極大負擔。

因此，遲到時會想辦法找藉口平息對方怒氣的人，反而會活得比較久。

重點解答

A

上司的命令要聽，但真的受不了的時候，就要大聲說出自己的看法！

〔環境與人際〕

Q2 坐辦公室跟外出跑業務，哪個才不會造成血管斷裂跟阻塞？

在日本常聽到社會新鮮人煩惱進了公司後不知道會被分配到什麼職務。但煩惱也沒用，到頭來還是將你分配到某單位，因此希望你在工作之餘，也能努力維持自己的血管健康。

所以，答案是「不管工作內容是什麼，只要肯下工夫就毋須煩惱血管阻塞的問題」。

負責行政工作的人，整天都坐在辦公桌前。被關在辦公室的話，就必須面對跟自己討厭的人大眼瞪小眼的壓力。

1天如果坐超過11個小時的話，死亡率是坐不到4小時的1.4倍。更有研究指出，坐在沙發上看1個小時的電視，平均壽命會縮短22分鐘。雖然上班時盯著的不是電視而是電腦螢幕，但結果應該跟這份研究報告相去不遠。

整天坐著就用不到腿部肌肉，讓小腿無法發揮將血液送到心臟的幫浦機能，甚至不會消耗到任何血糖、血脂。

因此，我建議大家可以每隔30分鐘～1小時，就來做第98頁介紹的「墊腳尖」運動。

業務則是一天到晚都在外面跑，看起來對身體不錯。但他們所面臨的最大問題就是「業績」。

無論「想成為業務王」的A型性格思考模式，或「不想給人添麻煩，靠自己拉高業績」的B型性格思考模式（請參考第140～141頁），都會產生壓力讓血液變黏稠，進而引發心血管疾病。所以，千萬別把自己逼得太緊，有空就到山上或海邊走走吧。

重點解答 A

做行政工作不要一直坐著！業務也不要為了業績，把自己逼得太緊！

〔環境與人際〕

Q3 想健康長壽的話，是要選一大早就要上班還是可以晚一點上班的公司？

上班時間早的話，想當然爾就必須早起。上班時間晚的話，晚餐跟睡覺時間就會跟著延後。

說起就寢時間，若想擁有良好的睡眠品質，每天在同一時間起床會比睡覺時間固定來得理想。

一早起床去曬太陽，就能重新設定自己的生理時鐘。這樣一來，無論前一天幾點睡，只要一天黑就會產生睡意，一夜好眠。

前面也有稍微提到吃飯時的注意事項，晚餐要在睡前3小時吃完。睡前3小時不吃東西是最理想的，但如果回到家的時間太晚，吃飯時間自然就會跟著延後。胃裡留有大量食物的話，睡覺時，胃要持續消化這些食物，就會讓交感神經處於優勢（興奮狀態），人就會睡不好。但什麼都不吃，反而會讓原本要用在腸胃的血液集中在腦部，影響到睡眠品質。

因此，**選擇將早起視為義務，一大早就要去上班的公司較為理想。**真的沒辦法太早回家的話，**回家路上簡單吃點東西，早午餐吃得豐盛一點，也是不錯的替代方案。**

重點解答 A

重要的是早上起床時間要固定。
就算上班時間晚，也要盡量早起！

〔環境與人際〕

Q4 外遇跟沒有外遇的人，誰的血管比較健康？

先將道德的問題擺在一邊，這次是要從醫學角度來探討外遇對身體的影響。

大半夜因血管疾病送醫的患者裡，有很多都是**在性行為的過程中出現異狀而猝死的男性，他們的對象通常都不是自己的妻子**。

不熟悉的對象、或是飯店等這些陌生的場所，再加上對妻子的罪惡感，這些壓力都會造成血管跟心臟的極大負擔。跟無法天天相見的女性**享用豪華大餐及美酒後的種種行為，大家應該也能想像得到吧。此時，血糖值會跟著升高，血液也會變得黏稠。**

年輕時還無所謂，但上了年紀後，為了身體著想，還是不要亂玩火比較好。

重點解答 A

馬上風（性猝死）的對象通常都不是妻子！亂玩火會對血管造成很大的傷害。

〔環境與人際〕

Q5 夫妻要同房還是分房睡，較有益健康？

奧地利維也納大學曾經請跟妻子睡同一張床的男性與一個人睡的男性，在隔天早上醒來時進行智力測驗。結果顯示**跟妻子同床的成績較差，血液中的壓力荷爾蒙數值也較高**。**另外，性行為並不會影響到結果**。

協助腦部運作的是大量的血液。智力測驗成績不甚理想，其實也跟血流不順暢有關，甚至還出現壓力反應。由此可知，**對血管而言，夫妻同睡並不**

是很好的習慣。

男性跟女性對溫度的感受有落差，對方的睡相、打呼聲、半夜起床上廁所的聲音，都有可能妨礙到彼此的睡眠。夫妻同床的人聽到這些，應該心有戚戚焉吧。

也有報告指出分房睡的夫妻日益增加。

雖然在美國有分房睡會導致離婚的說法。不過，也有以日本人為對象，調查婚姻與壽命長短關連性的研究報告。

這是在文部科學省援助的大規模世代研究（針對大型集團進行觀察的研究調查法），經過10年左右的追蹤調查後得到的結果，並且曾在專門期刊上發表過（BMC Public Health2007;7:73）。這名為JACC Study的研究，一開始會先進行問卷調查，請調查對象填寫自身的婚姻狀況（已婚、喪偶、離婚、未婚），再針對繳交問卷的9萬64位40～79歲男女的婚姻狀況與死亡的關連性進行分析。

另外，**未婚男性罹患循環系統疾病（心血管疾病）、呼吸系統疾病、意外死亡的機率，分別是已婚男性的3.1倍、2.4倍、2.2倍**，就總死亡率來說，死亡風險會上升1.9倍。未婚女性的總死亡率，則會比已婚女性增加1.5倍的死亡風險。此外，跟已婚男性相比，喪偶、離婚男性罹患上述疾病與總死亡率的風險也有升高的趨勢，女性則未見此一現象。

重點解答 A

夫妻同房會讓丈夫變笨！

環境與人際

Q6 男朋友選年齡相仿或小七歲以上，誰的血壓較不易上升？

最近常會聽到「年齡差戀愛」這個詞彙，女大男小的「姐弟戀」也有增加的趨勢。

這跟女性進入職場、男女平等的想法逐漸深植人心、女性的經濟能力提升有關。

日本 NHK 近年來也製作多部，以因年輕男性瘋狂追求而陷入熱戀的熟女為主角的連續劇。被洋溢青春活力的年輕魅力所吸引，其實是不分男女的。

談戀愛或喜歡一個人時，人體會分泌腦內荷爾蒙，活化體內包括循環系統等的機能。因此，跟比自己小的男生談戀愛或結婚，應該都能促進腦內荷爾蒙的分泌。不過，其實也有一個相當驚人的數據。

根據德國某本雜誌的報導**「與同齡夫妻相比，跟小自己7～9歲的男性結婚，女性的死亡機率增加20％。跟小自己11～13歲結婚的話，則增加到30％」**。

原因可能是出在「丈夫比自己小的話，外界好奇的眼光，會造成當事人的壓力」。

若這推論無誤的話，最讓我感到震驚的是社會仍然無法擺脫男大女小的傳統價值觀。所以，我希望大家可以不要在意周遭的評價，或者是親朋好友自以為是的好意，努力貫徹自己選擇的生活方式。

除此之外，跟著年輕男生吃他們最愛的高熱量食物，為了讓自己看起來更年輕，而選擇錯誤的減肥方式都會傷害到血管，千萬要小心。

兩個人再一起是要顧慮對方沒錯，但依自己的步調過生活也是很重要的。因為，這樣才能散發出自己獨一無二的魅力，一定要有自信！

重點解答 A

丈夫比自己小7歲以上的女性死亡風險高。做自己才能降低風險！

〔環境與人際〕

Q7

想轉換心情，要去居酒屋，還是站著喝酒的小店？

大家應該都覺得心情鬱悶時只要能盡情吐苦水就能紓解壓力吧。因此，這題應該都會選「能坐著慢慢聊的居酒屋」吧！但其實答案完全顛覆大家想像喔！

因為如果能坐著慢慢聊的話，反而要擔心會不會喝太多酒。

一直以來都有適量飲酒有益健康的說法。**標準則是日本酒1合（180g）、1瓶中瓶（500ml）啤酒或2杯紅酒。不過，最近「不喝最好」的想法逐漸成為主流。就跟抽菸一樣，過去喝的東西，對血管、心臟造成的傷害也是慢慢累積而成的。**

更何況下酒菜的調味都比較重，越吃越渴就會喝越多。這些重口味的東西都會讓血壓升高。喝到一半站起來去上廁所回來又坐下，也會讓血壓起伏不定。

為了避免這樣的情況發生，還是盡量避開一個不小心就會坐太久的居酒屋吧。

如果是站著喝的地方，站太久會累，就比較容易發現自己有沒有喝醉，所以也不會待太久，喝的量自然跟著減少。為了身體好，我比較推薦站著喝的店。

再補充一點，人只要一喝醉就會變得很興奮，記憶則會變得模糊，所以會重複同樣的話，也會因為朋友無心的一句話就莫名火大。一開始的目的可能是想抱怨或找人聊聊，可是這樣不但無法解決問題反而會更不爽。

因此，如果想找人聊天，在站著喝的地方比較能保持理性，不容易「失言」。

重點解答

A

喝醉時的談話內容，容易因為過度興奮而產生壓力。

環境與人際

Q8

什麼時候血管容易阻塞？生日還是聖誕節？

生日、聖誕節這些歡樂節慶都很容易造成血管阻塞。可能很多人聽到會嚇一跳，但這一題的答案是「兩者皆是」。看狀況還可以加上「情人節」。

不知道大家有沒有聽過「孤食」？在日本，「孤食」就是一個人吃飯的意思。現在小家庭越來越多，「孤食」也變得非常普遍。不過，有專家提出警告，一個人吃飯的話常會只挑自己喜歡的東西，造成營養不均衡引發生活習慣病。

平常一個人吃飯常會覺得寂寞。生日當天自己一個人吃飯，就會浮現「都沒人幫我慶生」的孤獨感。街頭巷尾都在歡慶聖誕節時，自己卻只能提著超商便當草草解決一餐的空虛感，其實都會造成極大壓力。

據說生日當天自殺的人是其他日子的1.5倍，聽起來是不是有點可怕啊？但這是大阪大學的研究團隊分析厚生勞働省（類似台灣衛福部）人口動態調查資料後所得出的結論。

事實上，歐美一直以來都有所謂的「生日憂鬱症」，也有紀念日當天跟自己想像的落差過大因而產生的孤獨感等心理壓力，會讓人走上絕路的說法。

這些孤獨感跟壓力，並不會因為文化、種族有所不同而有所差異。

雖然自殺也是很嚴重的問題，但大家應該想像不到承受如此巨大的壓力也會傷害到血管吧？紀念日所導致的死亡，其實也不只自殺。

就算建議大家要多交一些能一起慶祝的朋友，也沒辦法解決根本問題。但如果知道自己在特殊節目、紀念日前後，心情起浮較大的話，或許能減輕一些心理壓力吧！

重點解答 A

寂寞會讓你的心臟跟血管整個縮起來。
這種情緒都是一陣一陣的，
所以最重要的就是自己一定要有所警覺！

醫生小叮嚀

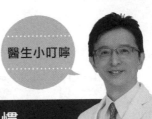

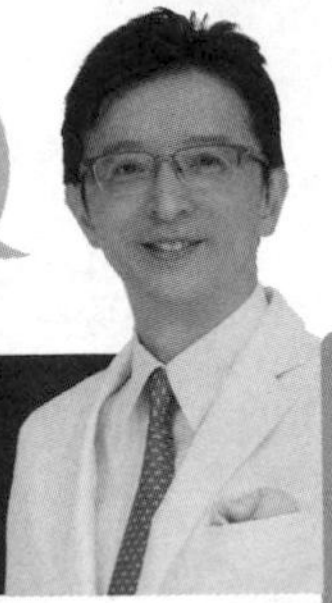

了解生活習慣
有益血管健康

Dr. IKETANI · TOSHIRO

1 過瘦的人，免疫差，
增加心血管疾病風險！

2 炒飯抑制血糖值上升的效果比較好，
減少血管負擔！

3 一睜開眼睛立刻離開被窩，易引發血管意外。
動動手腳再起床！

4 打呼太吵可能是睡眠呼吸中止症，
放臭屁則是可能腸道環境不佳，
皆不利於血管健康需多加留意！

第6章

說不定是血管阻塞？哪種情況比較危險？

※ 各種身體不適，都可能是血管出問題的警訊，要多加留意！

〔危險的情況〕

Q1 天旋地轉型跟頭重腳輕型的頭暈，哪種可能罹患心血管疾病？

頭暈有幾種類型。有一種是天旋地轉的「**眩暈**」、或頭重腳輕的「**昏暈**」，另一種則是身體突然站不穩或身體不平衡的「**暈眩**」。

雖然成因不同，但若是腦梗塞所引起的頭暈，很有可能危及性命，必須立刻就醫。

因此，我想藉這個機會來說明如何辨別這種極度危險的頭暈。

先說結論，頭暈是很常見的症狀，因此也較難鎖定原因。專程跑到醫院，可能只會被診斷「應該是過勞」、「你這是貧血，我開鐵劑給你」。但千萬別因此掉以輕心，認為無需接受治療。

出現頭暈症狀一定要到耳鼻喉科、腦神經外科、內科就診。不管是何種類型的頭暈，自行判斷都是很危險的。

至於這些頭暈的原因，感覺自己或周遭在旋轉的眩暈，多半是因為耳朵出現異常。

如果聲音聽不太清楚或出現耳鳴，首先要懷疑是否耳朵出現異常。置之不理的話，可能會導致失聰。千萬別掉以輕心。

腦出血、腦梗塞等腦部異常，也可能導致眩暈。

昏暈首先會出現的症狀就是走路歪斜，站不起來。若出現頭痛或覺得臉部手腳發麻，很有可能是因為腦部異常。腦部異常當然也包括腦梗塞。

最後則是暈眩，多半是貧血所引起的。眼前一暗或昏倒，可能是因為血壓突然出現變化。不小心跌倒時可能會撞到頭，覺得身體有點不穩時，請立刻坐下。

重點解答 A

千萬別認為「頭暈沒什麼，不管它就沒事了」。這可能是腦血管出現問題的警訊！

危險的情況

Q2 打呼很吵跟放屁很臭的人，誰比較不健康？

我直接宣布答案，這兩種都很危險。

打呼很吵是因為半夜呼吸不順，也就是常會聽到的睡眠呼吸中止症。**睡眠呼吸中止症會造成血壓上升，增加腦中風、心肌梗塞的風險。**

先跟大家稍微講解一下為什麼血壓會上升。從呼吸中止狀態切換到呼吸狀態時，雖然身體處於睡眠狀態，但大腦卻被吵醒。因此，自律神經從副交感神經（休息狀態）切換成交感神經（活動狀態），血壓就會上升。

原本**睡覺時位居優勢的應該是副交感神經，但如果在呼吸中止跟呼吸狀態之間不停切換的話，交感神經就會開始活躍，讓血壓急速上升，造成血管的動脈硬化**。

更進一步來說，睡眠呼吸中止會影響到睡眠品質，導致白天的血壓也很容易升高，形成慢性高血壓。

控制食慾的荷爾蒙也會跟著失調，讓人開始暴飲暴食，失去運動的動力，造成運動量不足。最後的結果就是讓各種生活習慣病持續惡化，動脈硬化的風險也日益提高。

在意的人一定要到耳鼻喉科、呼吸胸腔科、循環系統科開設的睡眠中心就診。

接著就來聊聊放屁吧。

放屁會臭是因為腸子裡都被壞菌占據。**壞菌居上風的話，腸內就會產生有害物質。這些有害物質再經由腸壁跑進血液裡，流到全身上下的血管**，進而傷害到血管。

因此，放屁會臭的人一定要想辦法調整腸道環境。

而**屁的來源多半是嘴巴吸入的空氣**，只有一小部分是腸內生成的氣體。因此，**常常放屁就表示體內吸入了大量空氣。會吸入這麼多空氣，都是因為緊張**。一緊張吞口水的次數就會增加，吞口水的同時就會把空氣吸進體內。

有壓力才會緊張，過多的空氣會影響到腸道蠕動。腸子跟血管是連動的。因此，常放屁也是血管受到傷害的警訊。

想減少放屁次數，首先就是要盡量減緩緊張情緒。或是將舌頭頂住上顎，減少吞口水的次數。不過，如果你的工作一定會伴隨緊張情緒的話，根本就不可能叫自己不要緊張，也不可能24小時都提醒自己要用舌頭頂住上顎。既然如此，就從愛腸運動開始吧。

調整好腸道環境，就能減緩壓力。因此，若想維護腸道健康的話，多多攝取膳食纖維或乳酸菌，都是不錯的辦法。

〔重點解答〕A

打呼跟放屁都跟壓力息息相關。
因此，最基本的方法就是要想辦法消除壓力。
打呼聲太大的人一定要就醫！

危險的情況

Q3

胸部有刺痛感跟上半身多處莫名疼痛，哪種較威脅健康？

這道問題要談的是心臟的血管意外——心肌梗塞。

心肌梗塞是將血液、氧氣送至心臟的「冠狀動脈」因硬化而阻塞，讓血液無法送達目的地，導致心臟肌肉壞死的疾病。壞死部分過大，心臟就無法正常運作，因而危急性命。

因此，出現病狀就要立刻治療。「疼痛」也是警訊之一，並會伴隨強烈胸痛、呼吸困難、噁心、冷汗等症狀。

胸痛是一種全身緊繃並且伴隨灼熱感的疼痛，而不是大家所想像的某處出現刺痛的感覺。可能一下子就好了，但若因此不當一回事，是非常危險的。一定要馬上就醫。

最棘手的罕見病例，就是有些高齡患者沒有胸痛感，卻因呼吸困難、噁心等症狀就被診斷出心肌梗塞。此外，糖尿病患者也不會感到胸悶。據說發生這種無痛性心肌梗塞的機率約20％左右。

雖然心肌梗塞總是突如其來，但若重複出現心絞痛症狀，就可視為心肌梗塞的前兆。次數越來越頻繁、甚至一個小動作都會出現症狀時，罹患心肌梗塞的風險就會提升。那麼究竟會出現哪些異狀呢？

胸部跟背部出現壓迫感，或是**左肩感到疼痛**。這就是所謂的「放射狀疼痛」，真正疼痛的地方沒有任何感覺，卻因為其它部位的疼痛，讓位於左肩傳達疼痛的神經將這感覺傳達給大腦神經，而讓大腦產生錯覺。「放射狀疼痛」的另外一種例子就是沒有蛀牙，但**牙齒卻在痛或是左小指疼痛**。

另外，呼吸困難、倦怠、噁心等症狀重複出現等等都是警訊。若被診斷為心律不整，一定要盡早到循環系統科接受治療。

重點解答 A

很多心肌梗塞的前兆，都是不同於自己想像的疼痛。只要覺得有點怪怪的，就要立刻就診！

〔危險的情況〕

Q4

沒什麼口水跟沒發現自己流口水，哪個症狀較令人擔心？

我想藉這個問題來介紹一下容易被忽略的腦梗塞前兆。

首先，腦梗塞是腦部血管變得極度狹窄或出現阻塞，讓腦部無法獲得足夠養分與氧氣的疾病。腦梗塞會讓部分的腦部組織壞死，讓體內某些地方喪失機能，失去意識甚至喪命。

另外，老化也會讓腦梗塞的症狀日益加劇，形成所謂的血管性失智症。

就跟心肌梗塞一樣，若及早察覺腦梗塞發作前的警訊，就能立刻展開治療。腦梗塞的警訊，除了Q1提到的頭暈後，還包括下述症狀：

◎某隻手腳發麻。

◎雙手突然沒力，手上的東西突然掉到地上。

◎講話大舌頭。

◎有力氣卻走不動或站不起來。

◎無法理解別人說的話。

◎想寫什麼卻寫不出來。

◎看東西有疊影。單眼好像被遮住，突然看不到東西等等。

這些症狀過了20分鐘就會復原。因此，有很多病患都是感覺有點怪怪的，但也不會特別在意，最後導致腦梗塞。

「雙手突然沒力，手上的東西突然掉到地上。」也是腦梗塞的警訊之一。不過，這也有可能是因為一時「恍神」，但只要東西一直撿不起來的話，就表示腦中的血管已經阻塞。

在腦梗塞的警訊出現前，會先看到一個名為「暫時性腦缺血」的前兆。據說有4分之1的腦梗塞患者都曾出現暫時性腦缺血。但這並不會立即引發腦梗塞，所以很容易被忽略。

◎突如其來的頭痛或肩膀痠痛。

◎經常頭暈耳鳴。

◎走在空曠的地方也會摔倒。爬樓梯時，總會有一隻腳絆到。

◎字寫得越來越醜。

◎無法處理簡單計算。

◎臉跟嘴唇常發麻。

◎會突然失去記憶，忘東忘西的。

◎會突然失去意識。

◎會突然大舌頭，甚至無法講話。

◎對方講太快會聽不懂。

◎喝水或吃食物時，常無法順利吞嚥會噎到，也常常有痰。

◎會突然冒冷汗或心悸。

◎容易沮喪、出現憂鬱或躁鬱的現象，感情波動也較大。

◎聲音沙啞，說話大聲點就會喘不過氣來。

出現這些前兆，就千萬要小心。

口水不小心流出來，其實沒什麼好大驚小怪的。打瞌睡或看到美食當前時，身體狀況沒有任何異常的人也會流口水。但若不是因為上述狀況，口水還是會不小心流出來，甚至要別人提醒才發現的話，就表示腦血管可能出現異常，請立即到內科或腦神經外科報到。

重點解答

A

答案是「流口水」。
「平常」流口水沒什麼好大驚小怪，
但有「偶發」情況就要特別注意。

危險的情況

Q5 便祕非用浣腸不可？

有些讀者可能會嚇到，想說為什麼會莫名其妙提到便祕吧。可是，千萬別小看便祕喔！因為它會讓血壓升高，引發血管意外，可是非常危險的喔。

之前也提到很多次，不及早解決便祕問題的話，就會造成腸道環境惡化，產生有害物質。如此一來，就不是傷害血管這麼簡單的事了。**想排出硬梆梆的糞便，肚子肌肉就必須用力，進而壓迫到血管，造成血壓上升。**

用力時憋氣是很危險的，所以一定要善用市售浣腸劑。

浣腸是從肛門注入藥劑，讓腸壁變滑順，並能刺激、促進腸子蠕動，讓人順利排便的藥品。

藥劑的主要成分是一種名為甘油的醇類。取自植物油的透明液體，不但溶於水還能凝聚水分，也是常見的化妝品原料之一。而且味道吃起來有點甜甜的。

因浣腸劑藥效相對溫和，只要一便祕就會立刻想到它。但排便時就會在自己不知道的情況下，讓腸子周邊肌肉大為活躍，導致血壓上升。因此，建議大家最好是在「都沒大便，肚子脹脹的」或覺得「再不大便就完蛋了」時使用。

如果習慣排便時一定要用浣腸劑的話，沒有浣腸劑腸子就動不了，反而會讓便祕更加惡化。浣腸跟便祕藥一樣，使用久了身體就會習慣，這樣就無法發揮藥效。想說沒效就自行增加劑量，雖然主要成分是相對溫和的甘油，但還是會對身體造成影響的。

因此，基本原則還是要多攝取含有調整體內環境的水溶性膳食纖維（請參考第41～43頁）、乳酸菌的食物，以及多走路來幫助腸道蠕動。

重點解答 A

要在糞便還不是很大很黏的時候使用浣腸劑。這也是預防血壓上升的訣竅！

〔危險的情況〕

Q6

年輕時血壓正常，或是有高血壓疑慮的人，誰比較危險？

這是最後的問題。我選了一個非常適合拿來壓軸的有趣問題。

高血壓是動脈硬化的最大危險因子。若一直忽視這個問題，讓血壓長年偏高，就容易造成動脈硬化。

不過，只要定期量血壓、少鹽、養成良好的睡眠與運動習慣，就能減少高血壓帶來的不良影響。

另一方面，罹患血管疾病的中高齡患者裡，很多都是過去血壓及血液數值正常、熱愛運動、從沒生病過的人。我認為這種都是「自信不知從何而來」的人。雖然人的健康跟遺傳有關，但關鍵還是在於每個人的生活習慣。

仗著自己年輕時很健康，從不接受身體檢查，也不改善生活壞習慣的人，遇到血管意外的風險，遠高於因為生病而努力照顧自己身體的人。

感謝大家看到這裡。在現代醫學日新月異的情況下，我介紹了許多能讓血管維持年輕狀態，預防心肌梗塞、腦梗塞等血管意外的相關知識。關心會轉化為行動、行動會轉變成習慣、習慣會成為健康、健康會讓人生變光明。希望這本書能成為大家關心自己身體的契機。

重點解答 A

不知從何而來的自信，會提高血管意外的風險。要隨時留意自己的健康狀態，養成良好的生活習慣。

悅讀健康系列 HD3136

清血管．防中風 生活習慣2選1！

──日本名醫年輕15歲的健康祕訣！預防三高、中風、失智症！

作　　者／池谷敏郎
翻　　譯／王薇婷
選　　書／梁瀞文
責任編輯／梁瀞文

行銷企劃／洪沛澤
行銷經理／王維君
業務經理／羅越華
總 編 輯／林小鈴
發 行 人／何飛鵬
出　　版／原水文化
台北市民生東路二段141號8樓
電話：02-2500-7008　傳眞：02-2502-7676
網址：http://citeh2o.pixnet.net/blog　E-mail：H2O@cite.com.tw
發　　行／英屬蓋曼群島商家庭傳媒股份有限公司城邦分公司
台北市中山區民生東路二段141號2樓
書虫客服服務專線：02-25007718；02-25007719
24小時傳眞專線：02-25001990；02-25001991
服務時間：週一至週五上午09:30-12:00；下午13:30-17:00
讀者服務信箱 E-mail：service@readingclub.com.tw
劃撥帳號／19863813；戶名：書虫股份有限公司
香港發行／香港灣仔駱克道193號東超商業中心1樓
電話：852-2508-6231　傳眞：852-2578-9337
電郵：hkcite@biznetvigator.com
馬新發行／城邦（馬新）出版集團
41, Jalan Radin Anum, Bandar Baru Sri Petaling,
57000 Kuala Lumpur, Malaysia.
電話：603-9057-8822　傳眞：603-9057-6622
電郵：cite@cite.com.my

城邦讀書花園
www.cite.com.tw

插　　畫／下西早苗
美術設計／鄭子瑀
製版印刷／卡樂彩色製版印刷有限公司
初　　版／2017年10月19日
定　　價／330元

ISBN 978-986-95486-0-1

國家圖書館出版品預行編目資料

清血管 ·防中風 生活習慣2選1：日本名醫年輕15歲的健康祕訣！預防三高、中風、失智症！／池谷敏郎著；王薇婷譯．--
初版．-- 臺北市：原水文化出版：家庭傳媒城邦分公司發行，2017.10
面；　公分
ISBN 978-986-95486-0-1（平裝）

1. 心血管疾病 2. 保健常識

415.3　　106016765

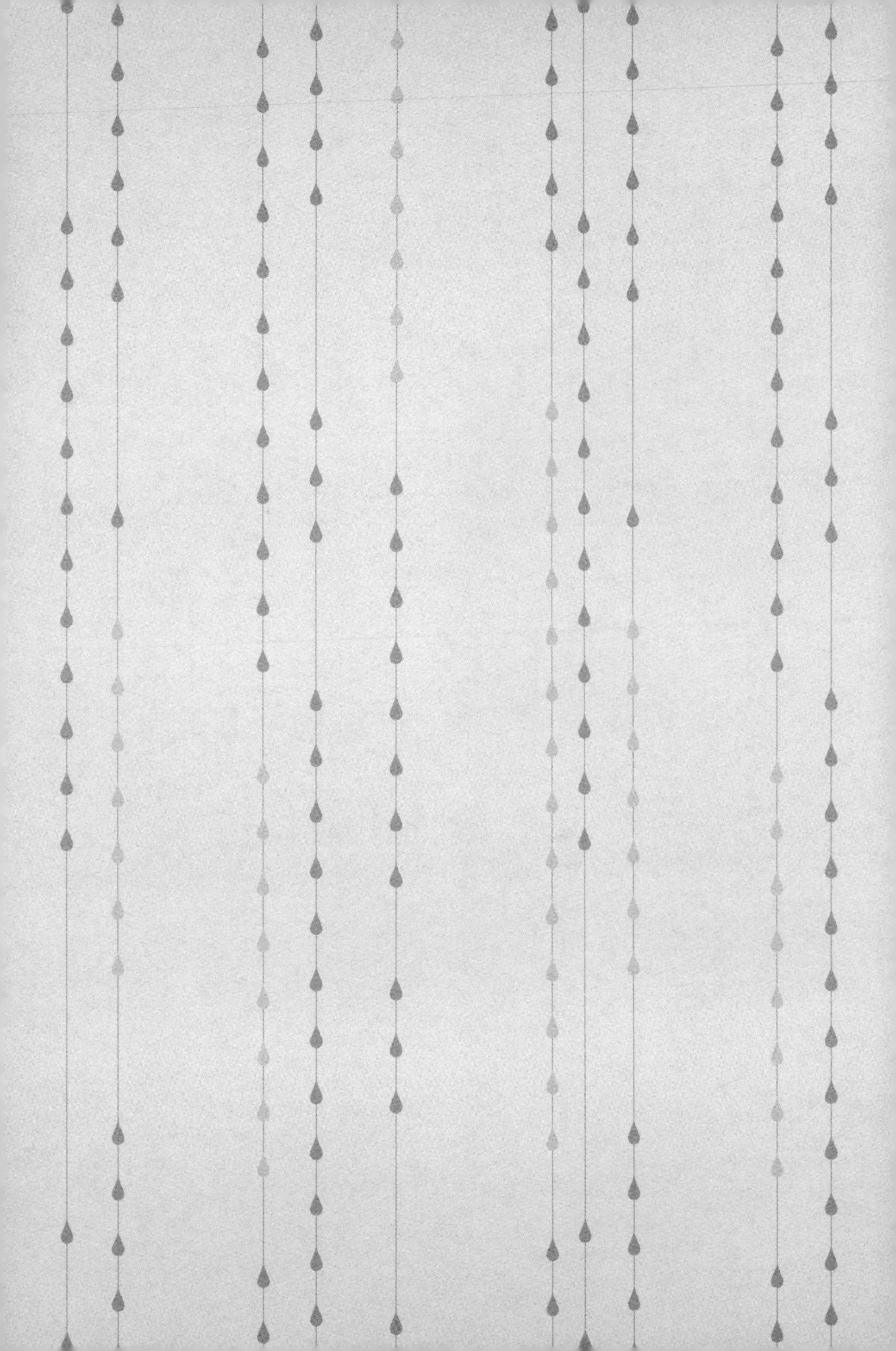

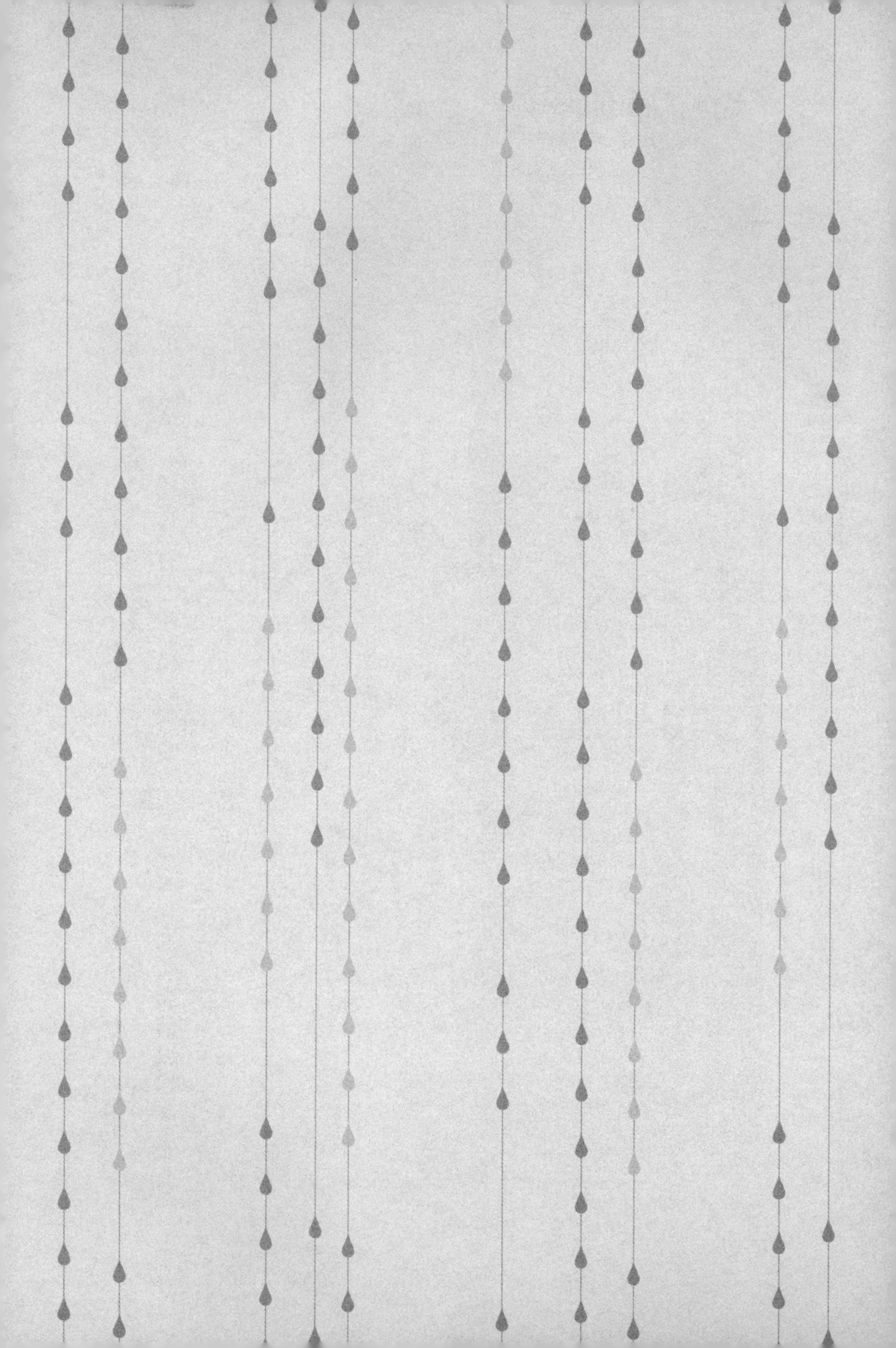

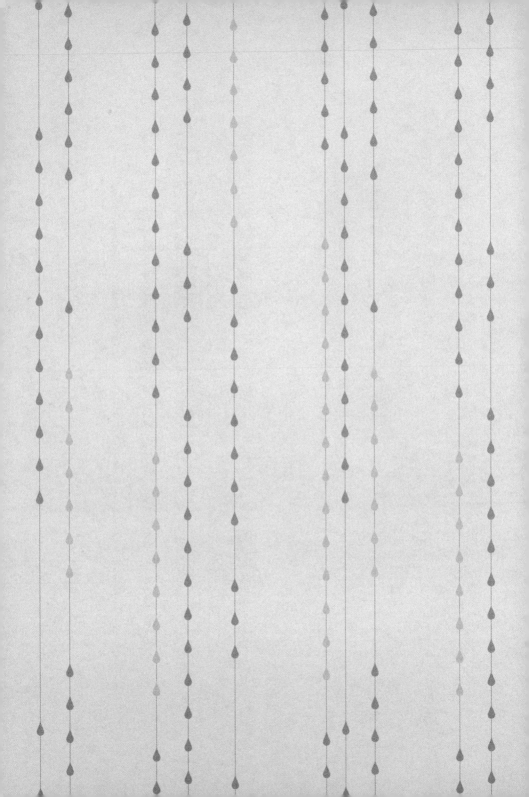

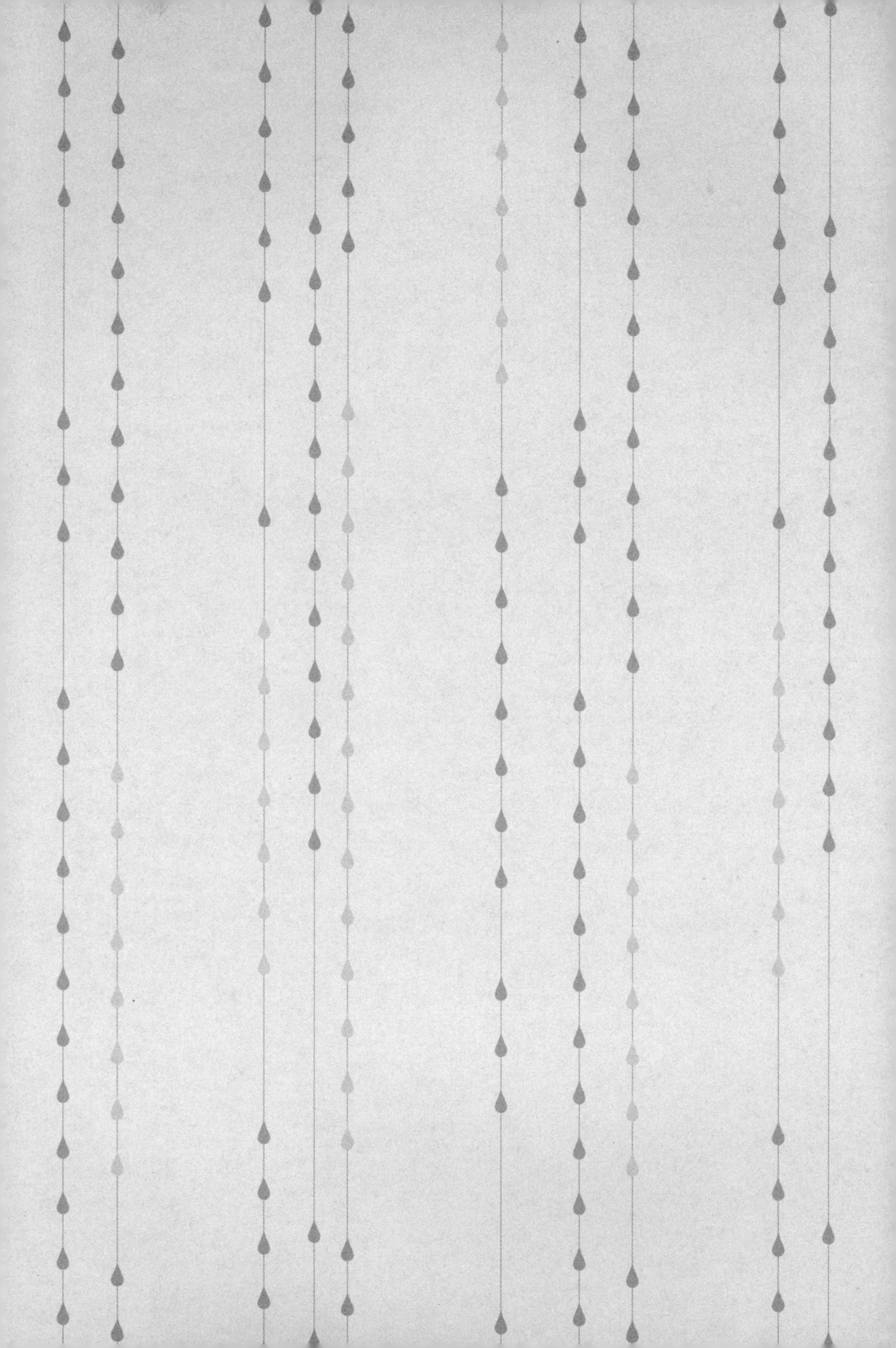